Dott. Bodo Köhler

COMPENDIO di MEDICINA RIUNITA conforme alla VITA

4a edizione riveduta e ampliata 2025

Verlag:
BoD · Books on Demand GmbH,
Überseering 33, 22297 Hamburg,
bod@bod.de
Druck:
Libri Plureos GmbH,
Friedensallee 273, 22763 Hamburg
ISBN:
978-3-7481-9299-2

Traduzione italiana a cura della dott.ssa Brunhilde Dander (Verona).

Prefazione

Dopo la pubblicazione del testo di ca. 500 pagine „Manuale della MEDICINA RI-UNITA conforme alla vita" emerse la necessità di una versione ridotta per la pratica quotidiana. In questo compendio si trovano quindi sintetizzati i principali punti chiave. Il compendio non può però sostituire le spiegazioni estese e le descrizioni dettagliate del manuale. Per accedere al futuro di *una* medicina è indispensabile svolgere studi estesi e ripetuti sui principi base.

Il fattore più importante consiste nell'ampliamento della propria visione del mondo. Infatti da questa dipende quali occhiali indossiamo per vedere la realtà e quale diventerà la nostra realtà. Lo stesso vale per la visione delle malattie e la valutazione dei nostri pazienti in cerca di aiuto. Potremmo fare molto di più per loro ed eseguire trattamenti più efficaci una volta compreso in che modo e a quale livello si sono verificati effettivamente i problemi. Così sarà possibile un accesso *causale* decisivo.

Quattro parole chiave si ripeteranno spesso, in quanto sono le pietre angolari su cui poggiano le nostre riflessioni:

Coerenza, **regolazione bipolare** e **reciprocità** (riguarda tutti i sistemi funzionali), **informazione** (l'aspetto spirituale della materia) e **portatori di cariche** (dove si intendono soprattutto gli elettroni ed i protoni, responsabili dell'aspetto energetico).

La frase chiave che rappresenta il fondamento, sul quale dovremmo basarci è: **Lo spirito crea e regola la materia.** Le nostre intenzioni generate emozionalmente determinano le nostre azioni e quindi tutte le funzioni somatiche. Sono queste intenzioni che attraverso la nostra motivazione possono mantenere la salute o provocare le malattie. La cosa più importante a tale riguardo è di rispettare rigorosamente la legge fondamentale del *dare e rendere.*

Anche nella stesura di questo libro la mia cara moglie Helga si è adoperata per effettuare le correzioni ed i ritocchi necessari, per la qual cosa le sono molto grato.

Vi auguro molto successo con la medicina del futuro!

L'autore   primavera 2019

Indice

Introduzione

Vengono qui riportate in forma sintetica le caratteristiche del nuovo paradigma della scienza. Questi contenuti compressi dovrebbero venire completamente interiorizzati, poichè costituiscono il fondamento del pensiero e delle azioni nella vita personale – ora e in futuro. Plasmano la propria visione del mondo. Cambiamenti importanti possono attuarsi solo tramite una nuova visione. Ciò vale in modo particolare per la medicina.

La MATERIA consiste solo per un miliardesimo di massa, la cui struttura ordinata viene realizzata attraverso *l'informazione*. La parte preponderante è rappresentata dai *quanti in interazione*, che nella terza dimensione possono essere concepiti come punti rispettivamente particelle (fotoni virtuali e reali), o nella quarta dimensione (come funzione del tempo) come onde. Questi costituiscono dei campi. Entrambi gli stati si trovano in rapporto reciproco (1/x) e si trasformano continuamente uno nell'altro. Ciò significa che non esiste un dualismo onde-particelle (o–o), ma una polarità – un sia–che. Entrambi gli stati esistono uno accanto all'altro.

Le *forme* materiali sono mantenute da tensioni elettriche (potenziali). In questo processo, gli *elettroni* che trasportano fotoni svolgono il ruolo principale. Queste forze sono espressione dell'energia illimitata del vuoto (energia del punto zero).

L'ENERGIA stessa *non* è misurabile. E' il polo opposto dell'*informazione* e come questa una proprietà inerente allo spirito (campo unitario). L'energia è riconoscibile solo dai suoi effetti di forza. I suoi vettori sono gli elettroni. Quando parliamo di carenza di energia, intendiamo sempre un deficit di elettroni liberi, sia nella cellula che nel tessuto. Siamo soggetti alle leggi dell'elettrodinamica.

L'INFORMAZIONE è da attribuire fondamentalmente allo spirito e secondo il fisico-chimico Burkhard Heim appartiene alla 7a e alla 8a dimensione. Può diventare efficace solo se provvista di *significato.* Questo è un atto della coscienza e quindi riservato ai sistemi viventi. Il fisico quantistico Thomas Görnitz distingue informazioni *vettori di significato, strutturanti la materia e liberatrici di energia.* L'informazione si trova in rapporto polare con l'energia. Non può diventare efficace senza una piccola componente di energia per la sua trasmissione. Analogamente l'energia non può diventare efficace senza che venga fornita una informazionc corrispondcntc. L'informazione è codificata nello spin.

I fotoni (quanti di luce), noti anche come qubit, sono in grado di immagazzinare un'enorme quantità di informazioni, ben oltre i 1030 bit! Per questo motivo è sufficiente un solo fotone per innescare un miliardo di reazioni chimiche. Ciò favorisce il metabolismo cellulare. Le informazioni necessarie a tal fine provengono solo in parte dal DNA. Il nostro genoma è infatti troppo piccolo per questo scopo. La maggior parte proviene dai campi ambientali naturali con cui siamo costantemente in risonanza, sia attraverso il cibo che in modo diretto. È in mezzo alla natura che riusciamo meglio; nelle grandi città diventa più difficile e può diventare un problema. Frequenti passeggiate al sole nel verde, in particolare nei boschi, favoriscono la salute in modo sostenibile. Il sole non solo rende possibile la vita, ma è anche il nostro tutore, il nostro compagno costante, senza il quale non potremmo sopravvivere (fig. 2). Queste informazioni vitali sono immagazzinate nel cibo. Questo è anche uno dei motivi per cui dobbiamo mangiare continuamente.

La particolarità è che la ricarica energetica degli elettroni avviene attraverso fotoni che trasportano informazioni e le immagazzinano. Abbiamo quindi sempre a che fare con un costrutto di entrambi, i cosiddetti EIAK (complessi di scambio di energia e informazioni). Essi formano il CHI o il bioplasma nel corpo.

Lo SPIRITO può essere definito in modo scientifico anche come *campo unitario* (di tutte le leggi naturali). A tal riguardo esistono altri concetti come campo del punto zero, campo del vuoto, campo potenziale etc. Questi campi contengono un potenziale inesauribile di *possibilità,* che possono essere richiamate attraverso le emozioni. Ogni idea deriva da lì. Può essere caricata con sentimenti diventando così un'informazione.

Lo spirito riposa in sè, ma contemporaneamente presenta un'elevata dinamica (fluttuazioni dei campi virtuali). Entrando in contatto con lo spirito in quiete – ad esempio durante una meditazione – si può indurre un allargamento dello stato di coscienza e richiamare informazioni di guarigione. Ciò è stato dimostrato in base a registrazioni fatte con la risonanza magnetica.

La FISICA QUANTISTICA è la dottrina del tutto, dell'unità da cui emerge tutto e dove tutto è collegato a tutto. Si occupa delle *interazioni*, che si svolgono *tra* i fatti, laddove i fatti in se stessi hanno solo un ruolo di comparse, cui si applica la fisica classica. Poichè i fatti materiali e quindi le particelle di massa costituiscono solo una parte trascurabile della realtà, la fisica quantistica si applica a tutti gli ambiti, non solo ai quanti.

E' in grado di cogliere scientificamente e dimostrare sperimentalmente tutti i rapporti e le possibilità che ne derivano (interazioni). In particolare è in grado di rappresentare *processi di vita*, alla base dei quali sta la trasmissione di informazioni attraverso fotoni reali.

Lo scambio di elettroni con i fotoni è descritto dalla costante di struttura fine $\alpha = 1 / 137$.

Come fotoni *virtuali* sono anche incaricati di tutti gli effetti di forze. In base alle affermazioni di importanti fisici quantistici dietro a queste proprietà estensive della *luce* c'è un'intelligenza superiore.

INTERAZIONI

Tutte le forme materiali sottostanno a un'elevata dinamica di formazione e dissoluzione. Sottostanno anche ad una elevata dinamica *di interazioni* reciproche. In tal modo tutto è intrecciato con tutto e collegato in modo indissolubile. Quando descriviamo uno stato delle cose, ad esempio un focolaio morboso, ci pare stabile. In realtà però si tratta di un processo che è stato disturbato nella sua capacità di cambiamento. Avvicinandoci con questa prospettiva ad un paziente riscontreremo qualcosa d'immateriale in primo piano, e precisamente l'aspetto energetico-informativo, che fa tutta la differenza.

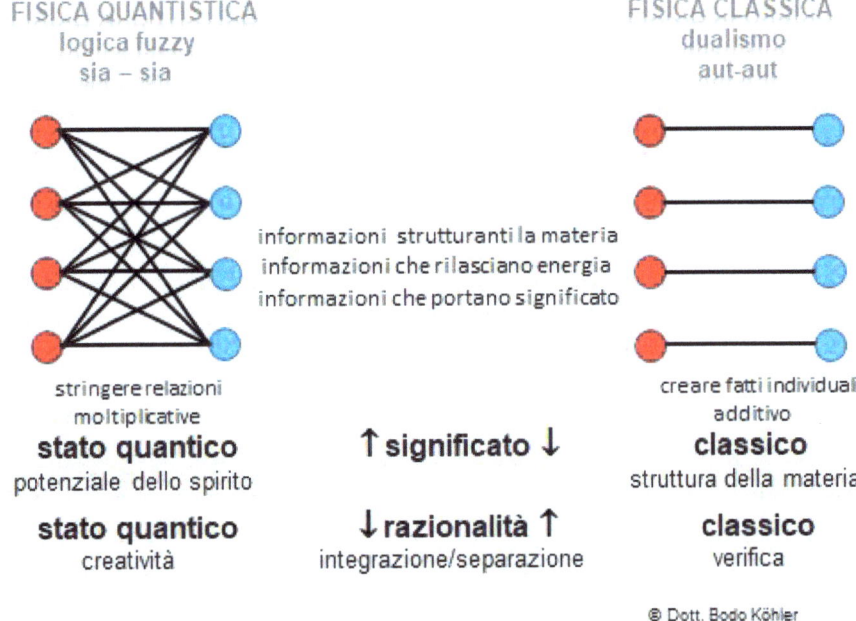

FISICA QUANTISTICA
logica fuzzy
sia – sia

informazioni strutturanti la materia
informazioni che rilasciano energia
informazioni che portano significato

FISICA CLASSICA
dualismo
aut-aut

stringere relazioni
moltiplicative
stato quantico
potenziale dello spirito

↑ **significato** ↓

creare fatti individuali
additivo
classico
struttura della materia

stato quantico
creatività

↓ **razionalità** ↑
integrazione/separazione

classico
verifica

® Dott. Bodo Köhler

Fig.1: La fisica quantistica descrive le interazioni (Th. Görnitz)

Veniano ininterrottamente plasmati da tutti gli influssi cui siamo esposti, fino ad arrivare alla pubblicità. Col passare del tempo si accumula un enorme quantità ***d'informazioni-spazzatura***, che riusciamo a smaltire solo parzialmente col sonno attraverso i sogni. Ciò aumenta la suscettibilità alle malattie e crea anche problemi per il trattamento. Diminuisce la risposta alle terapie d'informazione, di cui fa parte l'omeopatia come pure la terapia d'informazione biofisica TIB.

Per mantenerci in salute necessitiamo di una elevata componente di segnali naturali, quali si possono assumere ad esempio mediante una passeggiata nel bosco dalla natura viva o direttamente dal sole. La mancanza di tali input va a discapito della struttura. Una parte importante è anche rappresentata dalla comunicazione con altri esseri umani. Quante più conversazioni di elevata qualità svolgiamo tanto più viene stimolato il nostro spirito e di conseguenza il potenziale creativo, da cui dipende il rinnovamento e la rigenerazione. Vediamo l'esempio opposto negli anziani che in seguito al ricovero in strutture assistenziali degradano rapidamente.

La VITA è una sequenza ritmica di processi interconnessi in modo complesso, regolati spiritualmente e basati sulla conoscenza onni-comprensiva dello spirito universale strutturante. Tutti i processi vitali sottostanno a una regolazione bipolare (quadripolare) e rispettano la legge del 3+1 secondo Wolfgang Pauli. Le strutture materiali neces-sarie vengono rapidamente dissolte e si riformano ininterrottamente, così come l'intero universo è soggetto ad un continuo cambiamento. Solo il disegno divino è costante.

Il sole, con le sue molteplici proprietà, ci fornisce i presupposti necessari alla vita. Non solo ci fornisce le informazioni vitali, ma trasforma i neutrini in fotoni che a loro volta generano elettroni carichi di altri fotoni. Con la sua radiazione infrarossa ci fornisce calore penetrante e con la radiazione UV distrugge le cellule vecchie, malate e tumorali.

Il sole come fonte di vitae regolatore dei ritmi

Le caratteristiche a 4 poli

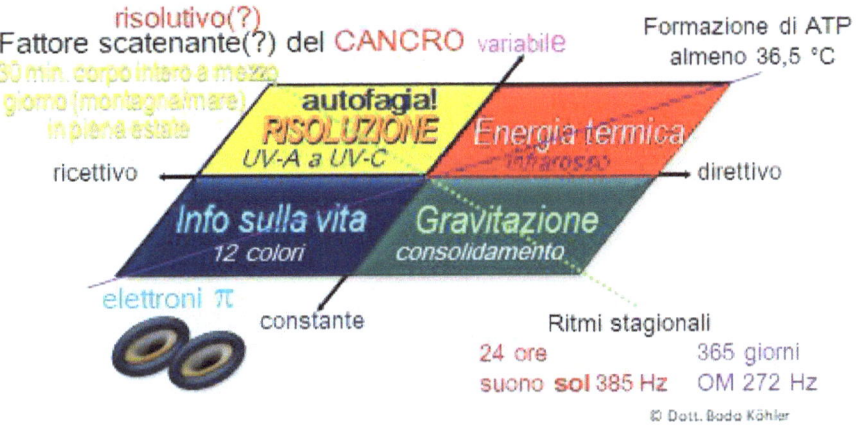

La SALUTE dipende da 4 aspetti, che dovrebbero essere sviluppati in base alla propria costituzione individualmente:

➢ Stile di vita e obiettivi di piena realizzazione
➢ Alimentazione adatta biologica di elevata qualità
➢ Attività fisica adeguata, senza sovraccarico
➢ Sonno rigeneratore di 7 - 9 ore

Chi rispetta rigorosamente tutti i punti ha elevate probabilità di non ammalarsi in modo serio. Questi sono gli aspetti decisivi cui può contribuire ogni essere umano. In tal modo si garantisce che l'organismo mantenga la sua capacità di rapido adattamento ai cambiamenti ambientali per realizzare un equilibrio dinamico (omeodinamica). E' necessario che vi sia una capacità di regolazione labile resa possibile dal metabolismo cellulare. Unitamente alla regolazione dell'equilibrio acido-base c'è il *sistema cellula-ambiente*. Si tratta della più piccola unità autonoma operativa.

La regolazione basale del **metabolismo cellulare** avviene solo attraverso le cosidette reazioni di elettroni donatori-accettatori, quindi assunzione e cedimento di elettroni. Il **valore di pH** viene regolato tramite i *protoni*. Entrambi i portatori di cariche hanno una doppia funzione. Formano *campi potenziali* e stabilizzano così anche la struttura materiale.

Un organismo sano si caratterizza per un'elevata coerenza collettiva di tutte le sue cellule intelligenti (!). Queste si trovano in un'aggregazione volontaria per svolgere un compito comune. Ciò può venire anche definito come funzione *integrativa*.

Malattia significa decoerenza, cioè scissione di determinati ambiti dalla unità funzionale e quindi separazione. Lo scopo di ogni trattamento quindi è la *re-integrazione*, cioè il ripristino di un elevato grado di coerenza. Concretamente ciò significa rimozione delle infiammazioni croniche e normalizzazione del metabolismo cellulare in collegamento con l'equilibrio acido-base.

La MEDICINA RIUNITA CONFORME alla VITA MCV

è ben più della semplice unione di medicina naturale e medicina tradizio-nale. La cornice scientifica non è più costituita, come finora, da una scienza naturale, che agisce in modo riduzionista e lineare-causale, ma dalla fisica quantistica che riesce a rilevare collegamenti maggiori. Le conoscenze lineari attuali vengono interpretate in modo nuovo ed adattate ai processi vitali, raggiungendo così un livello qualitativo superiore. La polarità dà il cambio alla dualità. Gli specialisti diventano *generalisti.* I pazienti sono gli attori principali e, guidati dal medico, sperimentano il necessario sostegno nel loro processo di guarigione.

La medicina riunita conforme alla vita favorisce i processi vitali cosicche a tutti i livelli – dalla psiche al soma – vengono ricercate e trasformate le cause dei processi di regolazione alterati. Fino a quando l'equilibrio labile di regolazione (omeodinamica) si mantiene come controllo bipolare permettendo una rapida capacità di adattamento è escluso il verificarsi di malattie croniche. L'obiettivo consiste quindi nel consentire nuovamente il processo di guarigione interiore attraverso l'autoregolazione.

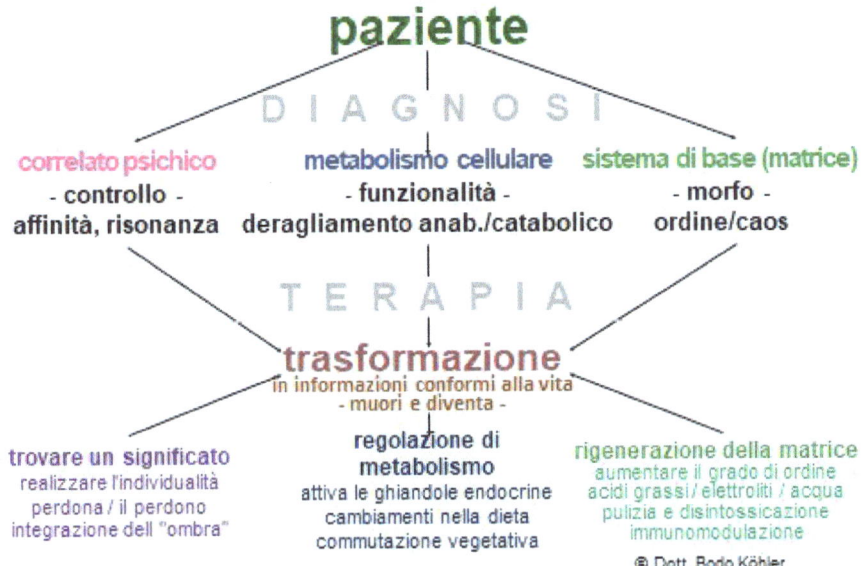

Fig.2: La MEDICINA RIUNITA conforme alla vita non solo è orientata in senso olistico, ma tiene conto appieno delle interazioni reciproche di tutti i sistemi. Alla regolazione superiore della materia da parte dello spirito viene conferita la dovuta importanza.

In primo piano c'è la disponibilità di informazioni. La struttura è certamente importante per il decorso: rende possibile la funzione ma deve continuamente adattarsi a nuove richieste. Per questo la psiche è al primo posto. Le emozioni improntano la motivazione, e da lì derivano le nostre azioni. Il corpo fa seguito a queste richieste con la regolazione del metabolismo cellulare (anabolico/catabolico), ma deve contemporaneamente reagire a tutti i carichi esterni che disturbano il suo equilibrio labile. Questo bilanciamento presuppone una dinamica di grado elevato.

Le **BASI SCIENTIFICHE della MCV** risiedono nei seguenti quattro fulcri:
- ➢ Psicoregolaz., questione del senso, visione personale del mondo
- ➢ La legge del 3+1 secondo W. Pauli e la regolazione bipolare
- ➢ Il SISTEMA ORDINATIVO categoriale – il cubo di Lüscher
- ➢ Il SISTEMA DI RIFERIMENTO unitario – il metabol. cellul.

Psicoregolazione, questione del senso, visione personale del mondo
Ci sono delle cose nella vita che vanno chiarite, poichè la *filosofia* (l'amore per la saggezza) non fa parte della formazione abituale e tanto meno dell'educazione. Qualsiasi (!) azione e quindi i rapporti con gli altri, ma anche con se stessi – alimentazione, stile di vita, etc – sono espressione della propria visione del mondo. Le guerre non sarebbero pensabili con una impostazione umana. Ma perfino le malattie sarebbero rare se si coltivasse un rapporto consapevole e amorevole con il proprio corpo.

Molte malattie dipendono da errori nutrizionali, mancanza di movimento, deficit di sonno, abuso etilico e similare. Dietro vi sta in ogni caso l'autoregolazione psichica che segue un certo (o nessun) significato. Pertanto in ogni malattia cronica occorre partire da lì, sia per ciò che riguarda la diagnosi sia la terapia. A prima vista ciò pare difficile essendo ogni uomo un individuo singolo insostituibile. Un grande aiuto ci viene fornito dal test di Lüscher.

La legge del 3+1 sec. W. Pauli e la regolazione bipolare

Il premio Nobel Wolfgang Pauli aveva riscoperto il neutrino, che Tesla prima di lui aveva già definito „radiazione". Pauli in base a calcoli eseguiti scoprì che doveva esserci una quarta particella elementare oltre le tre note: neutrone, protone ed elettrone e postulò il neutrino che è privo di massa e ha alcune proprietà diverse dagli altri tre. Ma tutti e quattro insieme costituiscono la componente essenziale di tutta la materia, per cui Pauli formulò la *legge del 3+1.* Ciò significa che ogni sistema è costituito da 4 componenti, di cui tre sono simili e una può avere caratteristiche diverse.

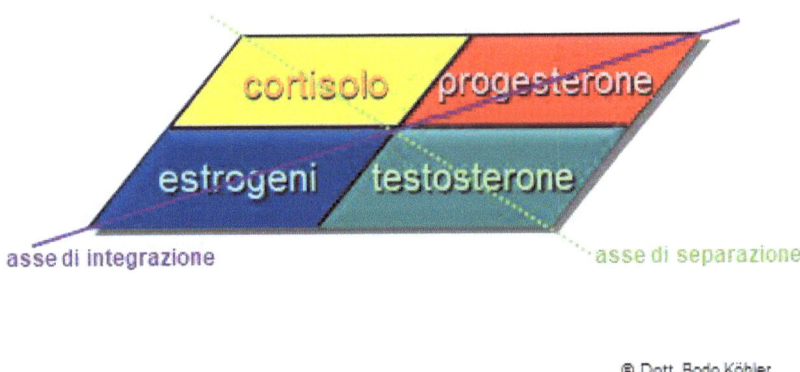

Bi-Polarità

■ I 4 ormoni sessuali di controllo

® Dott. Bodo Köhler

Fig.4: L'esempio dei 4 ormoni sessuali permette di rappresentare bene i rapporti bipolari. Il progesterone è l'antagonista degli estrogeni e il cortisolo lo è del testosterone. Ogni asse tende a un equilibrio dinamico e quindi con poco consumo energetico.

Mettendo in ordine da questo punto di vista i sistemi funzionali dell'organismo vivente si evidenzia una sorprendente struttura: tutti e 4 i componenti di un sistema si trovano in dipendenza dinamica reciproca, con una *polarità incrociata*, laddove una asse è in *rapporto reciproco* con l'altro. Ciò significa in parole semplici: una polarità produce l'altra, o in altre parole: ogni disturbo lungo un asse polare deriva dall'altro asse, ad esso perpendicolare.

Gli ormoni sessuali (fig. 4) soddisfano in maniera classica la legge del 3+1 secondo Pauli, essendo il cortisolo apparentemente un'eccezione. Tutti e 4 si trovano in continua interazione reciproca. L'asse di separazione è reso possibile dall'asse d'integrazione e vice versa (reciprocità). Se in caso di mancanza viene somministrato un ormone ciò si ripercuote automaticamente sugli altri 3 e può dare luogo a una controregolazione. Di questo fenomeno occorre sempre tener conto. Spesso nella pratica clinica si verificano effetti paradossi, come un sedativo che stimola e il contrario.

Anche per gli ormoni il mancato rispetto di una possibile contro-regolazione può comportare livelli serici elevati di un certo ormone senza che sia stato somministrato. Quindi occorre determinare sempre tutti e 4 i componenti di un sistema insieme, per poter valutare correttamente le interazioni quadripolari.

Finora in Medicina mancava un **SISTEMA ORDINATIVO** cate-goriale. Proprio per gli organismi viventi è importante comprendere i collegamenti e le interazioni. Il cubo 4-dimensionale, progettato da Max Lüscher inizialmente per la psicologia, si presta in modo naturale come sistema ordinativo permettendo una immediata lettura della *influenza psichica* sui processi regolativi quadripolari. Ma non solo questo. Quando una componente diventa carente si riesce a leggere subito quali saranno le ripercussioni sulle altre 3 e quale contro-regolazione c'è da aspettarsi.

Se ad esempio si verifica una carenza in un quadrante blù e/o verde (debolezza anabolica) si instaura una controregolazione catabolica in forma di tachicardia, ipertensione arteriosa e similari. Inviare un tale paziente dal cardiologo significa sbagliare indirizzo. Occore invece fare di tutto per rafforzare il lato anabolico, a secondo della sede del problema.

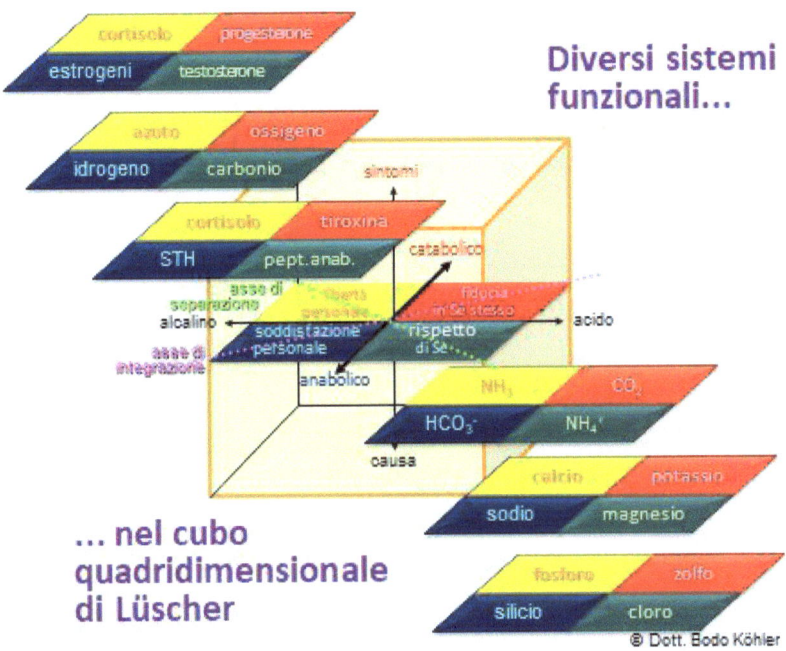

Fig.5: Questo campione mostra dal centro verso l'esterno la gerarchia dei sistemi funzionali. Modificazioni in un quadrante, es. nella *soddisfazione personale* nel blu si ripercuotono prima sul metabolismo cellulare soprastante e su quello acido-base sottostante per poi allargarsi progressivamente ai quadranti blù di tutti gli altri livelli.

Tutti i sistemi funzionali sono tra loro collegati in modo gerarchico e si influenzano a vicenda. Le azioni della psiche influenzano inizialmente il metabolismo cellulare e la regolazione acido-base. Successivamente vengono interessati anche gli altri sistemi.

Finora mancava anche un **SISTEMA DI RIFERIMENTO unitario**. Il *metabolismo cellulare* è proprio predestinato a ciò, trovandosi al centro di tutti i settori della medicina. Ogni sistema funzionale dipende dalla sua bontà, ogni malattia si manifesta nel metabolismo cellulare (deragliamento anabol. e catabolico) ed ogni terapia inizia lì.

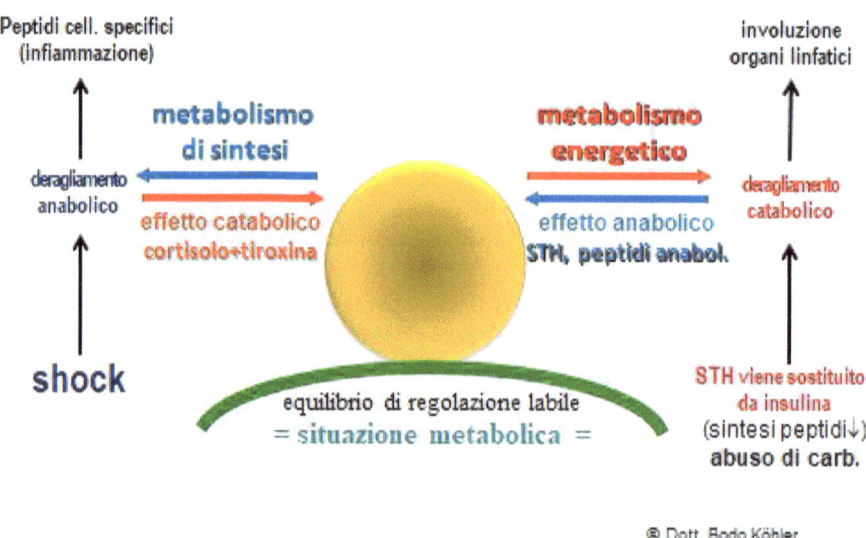

Fig.6: La regolazione 4-polare del metabolismo cellulare. I peptidi anabolici possono sostituire lo STH che può essere stato bloccato dall'insulina e dallo stress psichico cronico. Se però in seguito ad una malattia acuta questi valori restano elevati per un periodo prolungato, si passa alla cronicizzazione perché già in ottava giornata i recettori del cortisolo sul nucleo cellulare vengono smantellati.

La *capacità di regolazione* del metabolismo cellulare (ormonale e vegetativo) quale misura di sanità può essere ben rilevata con la diagnostica bioenergetica (es. con MORA*nova* o ZMR) e si presta bene anche per seguire il decorso (fig. 12 pagina 33).

Gli spostamenti di elettroni sono responsabili della cosiddetta „regolazione basale". Quando le richieste aumentano, compaiono ormoni regolatori come si vede in fig. 6.

Al fine di comprendere il funzionamente delle cellule e quindi di ogni tessuto è fondamentale la seguente frase del ricercatore del metabolismo prof dott. Jürgen Schole:
„Il metabolismo cellulare può essere regolato normalmente solo quando lo STH (ormone della crescita) ad azione anabolica e gli ormoni ad effetto catabolico cortisolo e tiroxina sono presenti *contemporaneamente* nella cellula *e* nel nucleo." (evidenziazioni dell'autore).
Data la sua posizione centrale in medicina la *regolazione del metabolismo cellulare*, si presta sia come mezzo di diagnosi per disturbi incipienti (deragliamento anabolico vs catabolico) sia anche ottimamente per controllarne il decorso.
Grazie al suddetto metodo di misurazione non invasivo tramite un sensore auricolare multifunzionale è possibile effettuare una valutazione rapida ed economica. I valori assoluti dei regolatori metabolici non hanno praticamente alcuna rilevanza. L'unico fattore determinante è la dinamica di anabolismo e catabolismo, nonché di acidità e alcalinità (cfr. figg. 7 e 12).

I dati che ne emergono non solo sono importanti per il trattamento delle malattie, ma si prestano anche ad una valutazione del grado di gravità della malattia, la qual cosa è importante in caso di neoplasie o altre situazioni di difficile valutazione, come pure per la prevenzione.

Fino a quando il metabolismo cellulare si comporta dinamicamente in relazione all'equilibrio acido-base, e regola costantemente da un lato dell'asse polare all'altro e poi di ritorno, l'organismo avrà la meglio, indipendentemente da quello che c'è. Se però pure in assenza di sintomi compare una rigidità occorre attuare immediatamente (ulteriori) provvedimenti diagnostici. Più semplice non si può!

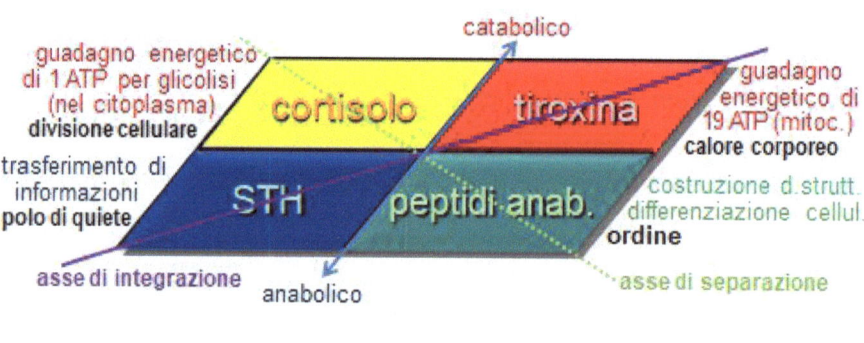

Fig.7: La regolazione del metabolismo cellulare nella abituale rappresentazione bipolare. Da notare che l'asse integrativo controlla l'asse di separazione disposto in modo ortogonale e viceversa. Disturbi in uno di questi assi hanno la loro causa nell'altro asse. Di lato viene elencato il significato dei quadranti per l'organismo. In particolare svolge un ruolo importante la modalità di produzione di energia in base alla temperatura. La soglia inferiore per una funzione normale dei mitocondri è di 36,5°C.

Origine delle malattie

➤ *Sovraccarico* di uno (o più) sistemi, ad es da stress, o shock psichico

➤ *Infiammazione locale* (deragliamento anabolico del metabolismo cellulare)

➤ *Carichi tossici* (deragliamento catabolico del metabolismo cellulare)

➤ *Stati carenziali* o eccessi (alimentazione)

Questi sono i 4 punti principali che devono essere sempre tenuti presenti in quanto sono essi che disturbano il **labile equilibrio di regolazione** e possono impedire il bilanciamento. Attraverso la situazione di squilibrio così creata si verificano dei sovraccarichi unilaterali che non possono essere sostenuti a lungo termine. Viene leso il principio paterno, oppure il **principio materno** (vedi sotto terapia).

Sovraccarico

La resistenza di un sistema funzionale dipende dalla costituzione e quindi dalla genetica ed epigenetica. Quest'ultima va tenuta presente in modo particolare. Ogni sovraccarico però dipende dall'intenzione sottostante, è quindi autoprodotto ed espressione dello stato di consapevolezza individuale. Il diabetico presenterà dei sintomi solo dopo aver attuato continui elevati consumi di carboidrati facilmente assimilabili – solo allora! Il diabetico potrebbe però anche presentare valori glicemici normali nonostante l'errata alimentazione, se per compensazione svolgesse sufficiente attività fisica.

Il carico insufficiente ha lo stesso valore patogeno del sovraccarico, non importa a quale sistema organico ci si riferisca. Prima di tutto c'è la mancanza di esercizio fisico. Perfino la demenza potrebbe migliorare attraverso un allenamento fisico ben dosato.

Lo **shock psichico** a questo proposito rappresenta una particolarità. Porta a un deragliamento anabolico immediato di uno o più sistemi funzionali, e poi può trasformarsi in infiammazione cronica.

Infiammazione cronica

Ogni reazione di difesa acuta può passare a una condizione cronica. Il processo di guarigione è pilotato dal cervello (per via ormonale e neurovegetativa). E' determinato geneticamente, con una fase acuta di sette giorni (reazione di allarme secondo Hans Selye) e poi seguita da 3 settimane di convalescenza. I recettori del cortisolo sul nucleo cellulare vengono già smantellati in ottava giornata. Se nella cellula c'è una preponderanza di peptidi anabolici, si verifica una infiammazione cronica, non essendo più possibile la contro-regolazione catabolica.

La causa risiede in una carenza consistente di regolatori (STH, tiroxina, cortisolo), per cui la fase acuta non può svolgersi in modo sufficientemente intenso (ad es. con febbre elevata). Possibili stati d'insufficienza andrebbero sistemati prioritariamente esaminando le rispettive ghiandole ormonali (surrene, tiroide, ipofisi).

Carichi tossici

La disintossicazione (ad es. anche tramite sudorazione) è un processo catabolico. Un'eccessiva esposizione tossica, specie per un periodo protratto, sovraccarica il lato catabolico del metabolismo cellulare e gli organi escretori, specie fegato e reni. Quindi non basta rafforzare solamente le funzioni mitocondriali, ma sono richieste misure intensive di sgravio, innanzitutto attraverso l'intestino e fegato/bile con contemporanea restrizione alimentare fino al digiuno.

Per liberarsi dai carichi tossici in modo diretto è particolarmente utile la terapia di rigenerazione della matrice con l'apparecchio MRT 503.

Si è dimostrata valida anche la polvere minerale di pietra vulcanica che impedisce il riassorbimento delle tossine escrete con la bile nell'intestino. Una funzione di sostegno è svolta dalla **curcumina,** che in quanto sostanza amara accanto a molti altri effetti positivi stimola anche la funzione biliare. Un prodotto collaudato da anni è CurSiMag®, che accanto alle sostanze citate contiene anche **citrato di magnesio.**

Stati carenziali versus eccessi alimentari

Le questioni sull'alimentazione riguardano in prima linea il metabolismo epatico. Ogni unilateralità porta a stati carenziali, ogni eccesso causa altri problemi. La steatosi epatica non etilica NAFLD (anche in soggetti magri) si sta (accanto a quella da alcol) riscontrando sempre più spesso e comporta molte patologie secondarie, tra l'altro a carico del sistema cardiovascolare, diabete, ed anche cancro. Brevi periodi di digiuno possono essere molto utili. Anche solo 1-2 giorni di digiuno alla settimana (ad es. digiuno a base di succhi di verdura) o 16 ore al giorno (dalle 18 alle 10) aiutano ad alleggerire il carico sul fegato.

La causa principale delle deposizioni adipose nei diversi organi non dipende però dai grassi assunti ma dai troppi carboidrati facilmente assimilabili, che con la partecipazione dell'insulina vengono trasformati in grassi nel fegato (trigliceridi). Attenzione al fruttosio!

Un altro aspetto è rappresentato dai gruppi sanguigni geneticamente predefiniti. In base all'appartenenza a un gruppo o all'altro ci possono essere influssi di rafforzamento o di indebolimento del sistema immunitario. Ad esempio sono rappresentanti del gruppo sanguigno A i vegetariani, invece i carnivori fanno parte del gruppo 0. Altri dati possono essere desunti dalla letteratura indicata.

Psicoregolazione

Tutti e 4 i punti sono regolati dallo **stato d'animo psichico.** E' qui dunque che si deve collocare il baricentro di diagnosi e terapia.

Se non si conosce il motivo più profondo, che sta dietro ad ogni azione e che infine ha portato a un sovraccarico / sottocarico non si può trattare in modo causale.

Notoriamente non è un compito facile valutare correttamente un essere umano. I cinesi già 5000 anni fa si sono confrontati con questo tema. Le 5 fasi di trasformazione (definite anche come 5 elementi) conferiscono una struttura alle interazioni tra psiche e soma.

Max Lüscher attribuiva i diversi comportamenti ai quattro sentimenti di sè – *soddisfazione personale, rispetto di sè, fiducia in sè, libertà personale.*

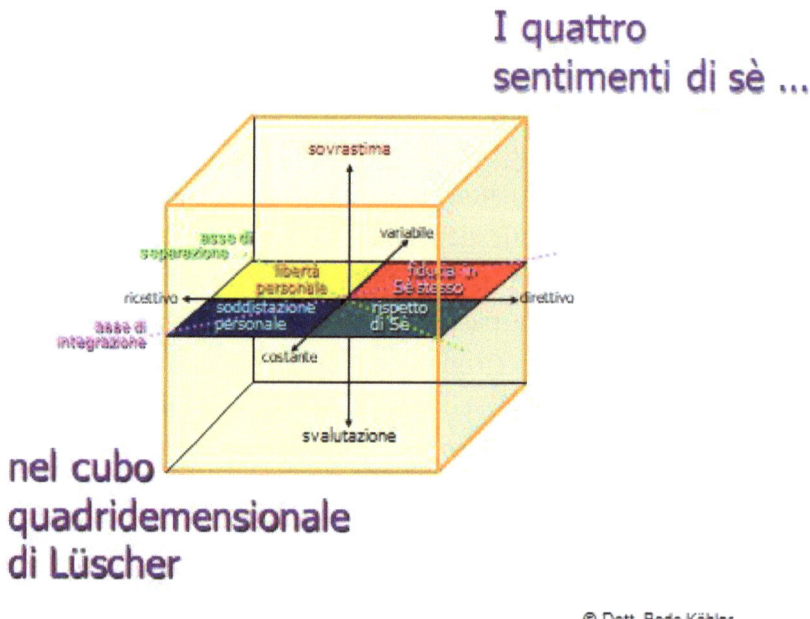

© Dott. Bodo Köhler

Fig.8: Il cubo di Lüscher ed i 4 sentimenti di sè. Solo se tutti e 4 sono realizzati possiamo vivere in *armonia*. Armonia è il bilanciamento di tutte le contrapposizioni polari.

Il collegamento della psicoregolazione con i diversi sistemi funzionali è già stato rappresentato nella fig. 5. Non si può sottolineare a sufficienza il fatto che la causa di ogni perdita funzionale di uno o più sistemi è da ricercare sempre e senza eccezione (!) nella psicoregolazione. A causa dei sentimenti di sè non sufficientemente sviluppati, si giunge a una sopra- o sottovalutazione della realtà con una percezione falsata e conseguenti azioni erronee.

Reciprocità

Il visibile è prodotto dall'invisibile. Nello sfondo della realtà visibile avvengono infinite interazioni energetiche. Esse sono la vera determinante e gestiscono il nostro mondo esperienziale. Con questo sfondo in mente potranno essere meglio comprese le affermazioni che seguono.

Tutto è collegato con tutto, come abbiamo appreso dalla fisica quantistica. E' però sottoposto a un ordine gerarchico elevato per cui non ogni influsso può essere efficace. A quest'ordine appartiene la legge della reciprocità, rappresentabile nel cubo di Lüscher. In senso matematico reciprocità significa che un'informazione infinitamente estesa nel campo-sfondo (campo potenziale, spirito) viene richiamata attraverso le emozioni e si concentra in un punto. Dal punto di vista geometrico può essere rappresentato come una linea su cui un'altra linea si proietta verticalmente come punto dando origine a una croce. La formula corrispondente è $1/x$; è quindi una proporzione, un rapporto.

Questa vecchia conoscenza scolastica (!) per noi assume un grande significato. Possiamo infatti così meglio comprendere qual'è la vera causa dietro ai singoli sintomi e partire da lì con la terapia in modo mirato.

Come si vede nella fig. 8   i due assi polari di integrazione e separazione sono tra loro perpendicolari. Sono quindi tra loro in rapporto reciproco, il che significa che la polarità di un asse si riflette (in modo puntiforme) sull'altro influenzandolo.

Drasticamente si puo dire che un disturbo dell'asse d'integrazione (come sintomo) si mostra sull'asse di separazione e il contrario. Oppure con una definizione positiva: un asse può avere una regolazione normale se anche l'altro regola in modo equilibrato.

Ciò presuppone una „coerenza collettiva". Con ciò s'intende che tutte le cellule ed i tessuti si sono aggregati per servire ad una intenzione comune. Un atto intelligente!

Molti fraintendimenti ed errori di valutazione di malattie dipendono da una visione meccanicistica del corpo. Solo con la fisica quantistica entra in gioco la *coscienza*, poichè la vita è da intendere solo come sequenza intelligente di processi ritmici.

La coerenza si basa su due processi opposti: da una parte la ricerca dello „stato basale quantomeccanico" come polo di quiete e dall'altra una elevata dinamica. Nello stato basale si effettua (secondo Bernd Zeiger) il 3° principio della termodinamica, per cui automaticamente si innalza *l'ordine interno* di un sistema.

Questo polo di quiete può essere dimostrato su diversi livelli, a secondo del sistema considerato. Per la cellula è il nucleo cellulare e per l'organismo intero sono i reni. Insieme al cuore formano un'unità funzionale (asse d'integrazione).

La malattia può quindi essere equiparata ad una perdita di coerenza. Il maggiore dispendio energetico conseguente consuma risorse e col tempo porta ad uno stato di esaurimento.

I 4 gruppi di malattie

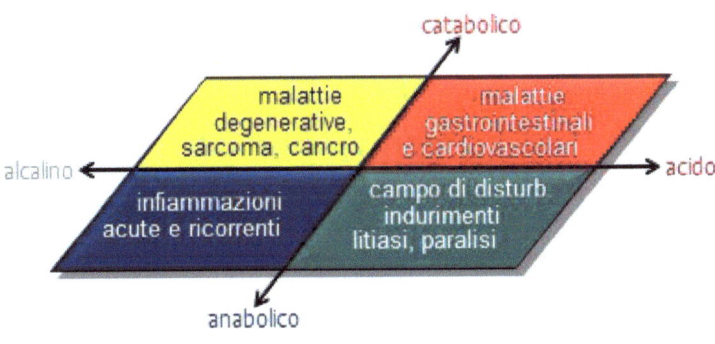

® Dott. Bodo Köhler

Fig.9: Tutte le malattie possono essere collocate nei 4 quadranti. In tal modo non solo è più facile riconoscerne la causa, ma se ne può dedurre anche una terapia altamente efficace.

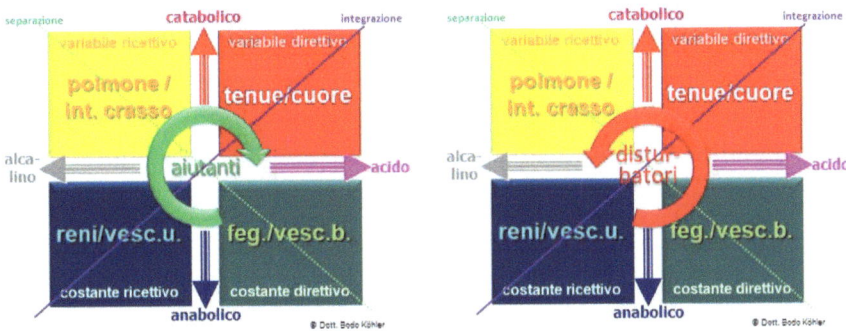

Fig.10 a+b: Interazioni dei sistemi organici

A questo punto non è stato ancora chiarito quale polo dell'asse polare interessato rappresenti il problema (generalmente come carenza). Qui interviene un altro principio ordinativo, quello della trasformazione, già formulato dagli antichi cinesi. Ne deriva l'orologio degli organi. La progressione normale avviene in senso orario; in senso antiorario possono comparire dei disturbi.

In riferimento alle figure 9 e 10 ciò significa che :

> Le infiammazioni recidivanti (blu) hanno la loro causa nel giallo, (circolo funzionale polmone/intestino crasso). Il blù però viene sostenuto dal verde (circolo funzionale fegato/bile). Verde sta per ordine elevato, solidità e autenticità come pure *rispetto di sè*.

> I carichi da focolaio, indurimenti, paralisi, es. SM (verde) hanno la loro causa nel blù, (circolo funzionale rene/vescica). Il verde però viene sostenuto dal rosso (circolo funzionale intestino tenue/cuore). Rosso sta per dinamismo, risoluzione, movimento, ma soprattutto *fiducia in sè*.

> Le malattie gastrointestinali e cardiocircolatorie, infarto, ictus (rosso) hanno la loro causa nel verde (circolo funzionale fegato/bile). Ma il rosso viene sostenuto dal giallo (circolo funzionale polmone/intestino crasso). Giallo sta per apertura, nuovo inizio, lasciare andare o *libertà personale*.

> Le malattie degenerative fino al cancro (giallo) hanno la loro causa nel rosso (circolo funzionale intestino tenue / cuore). Il giallo però è sostenuto dal blù (circolo funzionale rene / vescica). Blù sta per fiducia originaria, rapporti, legame, ma anche *soddisfazione personale*.

Tutto ciò ha davvero senso e apre visioni completamente nuove sull'origine delle malattie. Nella voce „terapia" vengono rappresentate le possibilita che ne derivano.

Diagnostica

> ➢ **Anamnesi** (vedi questionario in basso)
> ➢ **Diagnostica di personalità** (Test di Lüscher / psicokinesio-
>   logia PK / PSE)
> ➢ **Test bioenergetico** con ZMR / MORA*nova* / Decoder, VEGA-
>   DFM o -Expert, EAV / test di risonanza / Kinesiologia, HRV
> ➢ **Diagnostica d'immagini** (ecografia, raggi X, TAC, MRT)
> ➢ **Analisi di laboratorio**

Anamnesi

La raccolta di un'anamnesi viene ampiamente sottovalutata riguardo al suo significato. E' solitamente nel primo incontro medico-paziente che si dovrebbe costruire un rapporto fiduciario profondo. Digitare i dati nel computer, magari senza contatto oculare non solo è assolutamente controproducente, ma disperde l'opportunità di un incontro empatico, in cui può avvenire lo scambio **dell'*informazione di guarigione*** decisiva (fig. 11). Il medico orientato in senso olistico legge inoltre tra le righe e segue la propria intuizione. Spesso già prima di vedere i referti degli esami sa cosa veramente *manca* a un paziente ed i risultati glielo confermano.

Ovviamente non si riesce a fare questo avendo fretta. Pertanto la MEDICINA RIUNITA assegna più spazio alla medicina parlante. Si tratta però principalmente di una comunicazione *nonverbale*, che si compie silenziosamente nelle pause del discorso. La calma necessaria e il contatto oculare intenso cooperano e dissipano l'ansia. Per i pazienti che hanno avuto un tale incontro col medico, il processo di guarigione inizia già sulla strada del ritorno a casa, perchè l'informazione necessaria per il riavvio dei processi vitali stagnanti è stata richiamata dal campo spirituale e può agire subito. Non è raro, infatti, che pazienti all'atto di congedarsi dal medico dichiarino: Molte grazie, dottore, sto già molto meglio!"

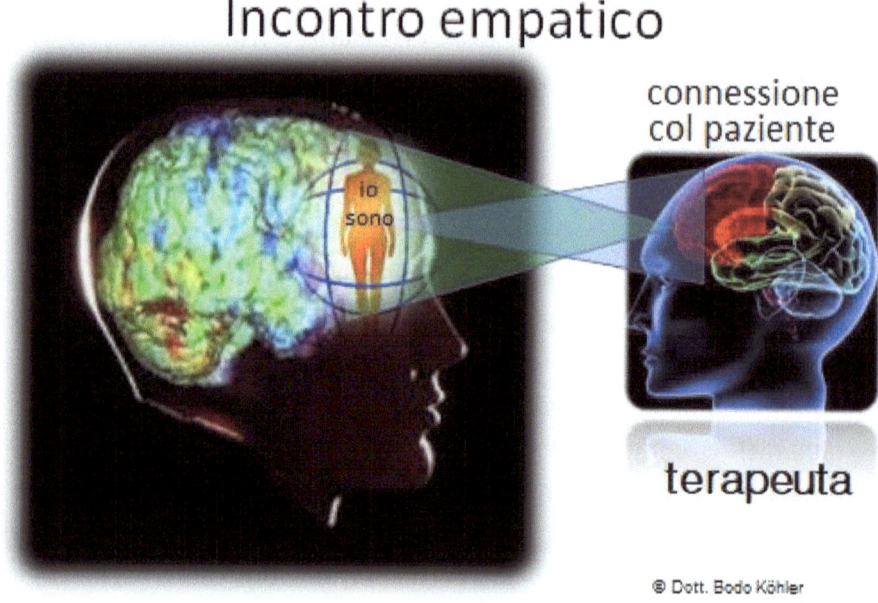

Fig.11: Generazione dell'informazione di guarigione nell'area cerebrale frontale di pazienti attraverso neuroni specchio.

Questionario
- ➢ Stress psichico cronico? Tendenza alla depressione?
- ➢ Problemi di coppia, figli, parentela?
- ➢ Incidenti, lesioni, commozione cerebrale?
- ➢ Esposizione a sostanze tossiche, anestesia?
- ➢ Tintura per capelli ? Deodoranti?
- ➢ Amalgame dentarie?
- ➢ Consumo elevato di pesce carico di mercurio?
- ➢ Utilizzo di elettro-smog?

> ➢ Carichi da muffe?
> ➢ Assunzione protratta di farmaci dannosi?
> ➢ Inibitori della pompa protonica? Statine?
> ➢ Fumatore?
> ➢ Abitudini riguardanti il sonno?
> ➢ Russamento?
> ➢ Igiene orale?
> ➢ Impianti di vario tipo?
> ➢ Malattie croniche esistenti?
> ➢ Borreliosi?
> ➢ Sinusite cronica?
> ➢ Tonsilliti frequenti?
> ➢ Infezioni da virus Epstein-Barr, clamidie, herpes?
> ➢ Abitudini alimentari: alimentazione mista? Diete? Vegano?
> ➢ Abitudini potatorie? Alcol?
> ➢ Gruppo sanguigno?
> ➢ Alimenti prevalentemente biologici o cibo industriale?
> ➢ Olii surriscaldati nel cibo?
> ➢ Comportamento con i carboidrati?
> ➢ Disturbi digestivi? Intolleranze ai grassi?
> ➢ Abitudini dell'alvo? colore?
> ➢ Sudorazione – frequente o rara?
> ➢ Abitudini riguardanti l'attività fisica? Sedentarietà? Sport?

Diagnostica di personalità

Tenendo in considerazione le predisposizioni costituzionali e la psicoregolazione si riesce a elaborare un quadro che è importante per il medico e inoltre apre l'accesso ai problemi più profondi del paziente. I diversi metodi vengono esaminati in modo dettagliato nel *manuale.*

I seguenti punti sono fondamentali:

> Test di Lüscher
> Determinazione del colesterolo HDL (>70 patologico!)
> Rapporto ossitocina – OAD
> Diagnostica tiroidea
> Determinazione dei 4 neuromodulatori (saliva, sero)
> Diagnostica delle feci! (pH 5,8-6,3)
> Determinazione AC di neurovirus (herpes etc.)
> Rapporto ormone D attivo / inattivo (recettori!)

Test bioenergetico

Per tutti i tipi di test si tratta di comprendere il fatto morboso con le sue interazioni. Lo schema di base viene fornito dai 4 gruppi di malattie, come da fig. 9 pag. 27. Occorre rispettare una determinata gerarchia: Tutte (!) le malattie inizano nel quadrante blu (infiammazione acuta e reazione di difesa). Da lì si può giungere ad una cronicizzazione sul lato anabolico (quadrante verde, malattia da focolaio), oppure si ha un passaggio al lato catabolico. Allora si va verso la degenerazione o si arriva alle manifestazioni maligne o ad eventi acuti quali ictus, infarto o similari. Anche le malattie gastrointestinali quali ulcera, diverticolite o ileo ne fanno parte. Indicative sono le condizioni dell'ambiente (acido o basico).

L'apparecchio ZMR 703 e il recente MORA*nova* si basano su questo sfondo scientifico, grazie alle ricerche sul metabolismo da parte di prof. dott. Jürgen Schole. Entrambi offrono il vantaggio di una misurazione pienamente automatica con successiva terapia consequenziale.

Indizi indiretti, specie di carichi da focolaio, vengono forniti da Decoder, VEGA-Expert, termografia e altri apparecchi bioenergetici, ma anche dai test kinesiologici e dal Biotensor. Si tratta qui non solo di riconoscere la problematica in sè ma dove si trova il difetto di regolazione.

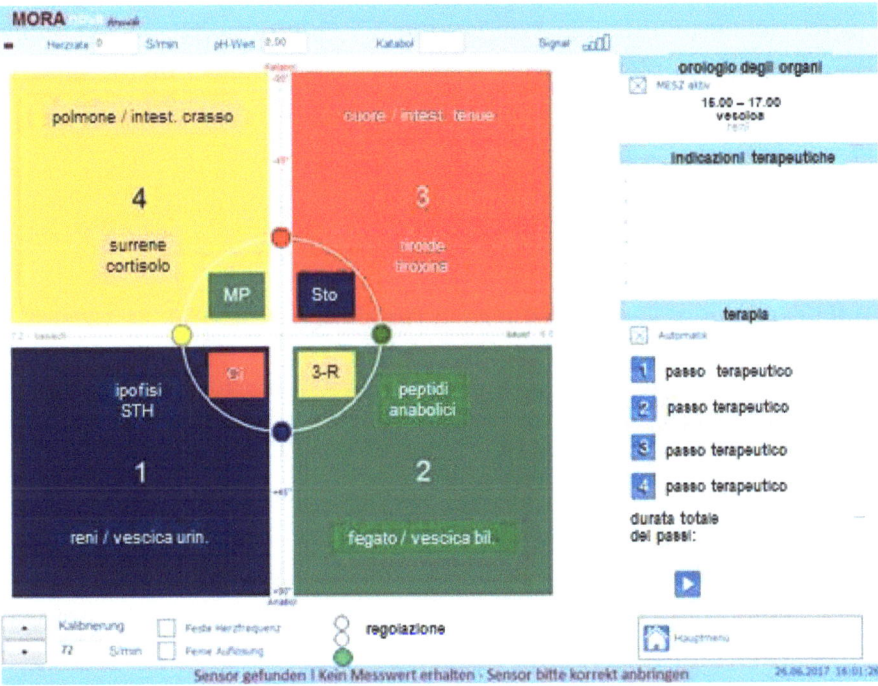

Fig.12: Quadro al monitor della regolazione bipolare del metabolismo cellulare in relazione con l'equilibrio acido-base. I 4 colori di Lüscher stabiliscono il rapporto con la psicoregolazione sovrastante. Si vede la condizione basale in cui tutti e 4 i punti luminosi si trovano sul cerchio interno. Per la valutazione però non è determinante una „condizione" normale bensì la dinamica dell'adattamento a condizioni ambientali variabili che si rivela nel movimento di avanti e indietro intorno alla posizione centrale.

Metodiche di imaging

I referti ottenuti dall'ecografia, radiografia etc. vengono generalmente sopravalutati. Una steatosi epatica non etilica (NAFLD) generalmente non si vede (ancora) all'ecografia. Un'artrite con forti dolori può non essere riconoscibile alla radiografia. Ci sono molte persone che camminano avendo una coxartrosi, ma **non** avvertono dolore. Vedendo un tumore non si può sapere se è in fase di quiescenza (forse da anni) o se cresce in modo aggressivo.

Molto frequentemente la sintomatologia differisce dal reperto locale. Vale quindi la frase normativa:

Dalla forma non si può dedurre la funzione!

Laboratorio

- ➤ **metabolismo cellulare** (3 ghiandole ormonali {profilo di stress del cortisolo, IGF-1 e 3, tiroide*} **ormoni sessuali**
- ➤ **4 neurotrasmettitori** {dopamina,adrenal., acetilcol., seroton.}
- ➤ **glicemia a digiuno; insulina, HbA1c, omocisteina**
- ➤ **emocromo completo**, VES (energia di ionizzaz.!) elettroforesi
- ➤ **valori di funzionalità epatica e renale**
- ➤ **indici infiammatori** (hs-CRP, IL-6, TNF-α)
- ➤ **vitamine** (gruppo B, ormone D attivo-inattivo)
- ➤ **minerali** (Pot., Mg, Sod., Ca, Rame, Zn, Se, Iodio)
- ➤ **colesterolo** totale, HDL, LDL,
- ➤ **test Estronex** (per la determinazione dei processi di degradazione epatica)
- ➤ **esame completo delle feci** (di competenza di laboratori spec.)

Peculiarità e valori normali

I valori ottenuti non permettono di dedurre la funzione! Questa è fornita solo da test funzionali, es. test da sforzo con ECG. Lo stesso vale anche per la tiroide, per la quale occorrer. un profilo delle 24 ore.

*) tiroide: T3 3,2-4,4 ng/l; T4 libero (forma deposito) 9,3-17 ng/l

rapporto T4/T3: 4 : 1; TSH (+/- 1,0)

Il T3 reverse (< 200 pg/ml) inibisce il T3 libero,

rapporto fra T3 libero x 100/ T3 reverse: > 2

estradiolo 50-250 ng/l; progesterone 1-20 mg/ml

rapporto estradiolo/progesterone: 1 : 10

testosterone totale 500-1000 mg/dl; testosterone libero 6,5-18 mg/dl

cortisolo mattutino	10-18 mcg/dl
pregnenololo	50-100 µg/l
DHEA	3,5-4,3 mg/l donna
	4,0-5,0 mg/l uomo

rame 3 volte meno della ceruloplasmina < 30

zinco 900-1200 µg/l (siero), nel sangue intero 600-750 µg/dl;

rapporto rame/zinco: 0,8-1,0

magnesio	1,2-1,7 mmol/l nel sangue intero
selenio	110-150 µg/l

rapporto Omega-6/Omega 3 nel sangue: 0,5-3

(non < 0,5 = emorragia)

rapporto albumina (> 55 g/l) / globulina nel sangue: > 1,8

indici infiammatori:	CRP hs	< 0,9 mg/l
	IL-6	< 3 ng/l
	TNF-α	< 8,0 pg/ml
	C4A	< 2830 ng/ml
	TGF-β1	< 2380 pg/ml
	OMS (ormone melanocitostim.) 35-81 pg/ml	
	test delle urine per micotossine	

Glutatione (GSH) 5,0-5,5 μmol/l

glicemia (a digiuno)	60-90 mg/dl
insulina	2,5-25 mU/l
HbA1c	4-6 %; 20-40 mmol/molHb

Vit. E	12-20 mcg/ml
Vit. B1	50-75 μg/l (sangue intero);
	20-30 μmol/l (siero)
Vit. B6	20-30 μg/l (sangue intero)
Vit. B9 (ac.folico)	15-25 ng/ml (sangue intero)
Vit. B12	500-770 pg/ml (sangue intero)
Vit. D3	20-50 μg/l (25-OH-D3 pre-ormone)
	50-120 nmol/l
Ormone D	15-20 pg/ml (1,25-diidrossi-D2)
	30-50 nmol/l

Cyrex Array 20 = negativo (indice di barriera ematoencefalica aperta)
Cyrex Array   3 = negativo (intolleranze al glutine)
Cyrex Array   4 = negativo (allergie: segale, orzo, sesamo, avena, riso)
Cyrex Array   5 = negativo (numerosi auto-AC)

Contro gli AGEs vengono formati degli AC. Gli AGEs producono radicali liberi, attivano infiammazioni, aprono la barriera emato-encefalica.

IDE (enzima degradante l'insulina: insulisina)
degrada anche la beta-amiloide!

Test neuropsicologico: MoCA (www.mocatest.org),
norma 26-30;   < 19 = demenza

Esempio di richiesta di analisi di laboratorio

IGF-1 e 3
TSH
T3 reverse e libero
T4 libero

Estradiolo
Pregnenolone
Estriolo
Progesterone
Testosterone libero
DHEA

Omocisteina
CPR hs
Glicemia a digiuno + insulina
HbA1-c
Elettroforesi
IL-6
TNF-α
Vitamine B 1, 6, 9, 12
"Vitamina" D attiva (ormone) e inattiva (precursore)
Minerali nel sangue intero: Potassio, Magnesio, Rame, Zinco

Minerali nel siero: Sodio, Calcio, Selenio, Zinco, Rame

VES
Emocromo completo
GOT
GPT
Gamma-GT
Fosfatasi alcalina
Colesterolo, HDL
Creatinina
VFG (Velocità di filtrazione glomerulare)

Profilo del cortisolo da stress
Neuromodulatori
Test Estronex

Terapia

Si tratta innanzitutto di rimettere l'organismo in grado di attuare da sè l'equilibrio dinamico in tutti i sistemi funzionali. Questi hanno una modulazione bipolare, cioè attraverso una polarità incrociata. Ciò permette un'elevata dinamica senza mettere a repentaglio l'ordine globale del sistema. Una di queste polarità in base all'attribuzione nel cubo di Lüscher viene definita ***asse di integrazione***, l'altra ***asse di separazione***. Qui vige la legge della reciprocità. Con ciò s'intende che la funzione normale di un asse viene assicurata dall'altro ad esso perpendicolare (fig.8 pagina 24).

Dal sovraccarico unilaterale delle polarità può generarsi una dualità. Ciò significa che dal sia–sia si passa all'aut–aut, con significato di esclusione. Ne consegue automaticamente un troppo da un lato e un troppo poco dall'altro. Viene così preprogrammato un eccesso da un lato e una carenza dall'altro. Una malattia cronica indica che l'organismo non riesce più a tornare da solo in una dinamica ordinata.

Come già esposto nel capitolo "reciprocità" a pagina 25 i 4 quadranti si influenzano a vicenda seguendo un ordine prestabilito. In senso orario avviene il *sostegno*, in senso antiorario possono comparire i *disturbi* (fig. 10 pag. 27). In linea generale la causa non è nell'eccesso (che può produrre dei sintomi) ma nella carenza. Perciò il trattamento segue rigorosamente questo modello predeterminato e corregge la polarità deragliata nello sfondo riequilibrando il polo più debole con quello più forte.

A questo scopo vengono utilizzate tutte le caratteristiche dei diversi livelli di un polo, a partire dal colore, fino al corrispondente psichico, il senso del sè secondo M. Lüscher.

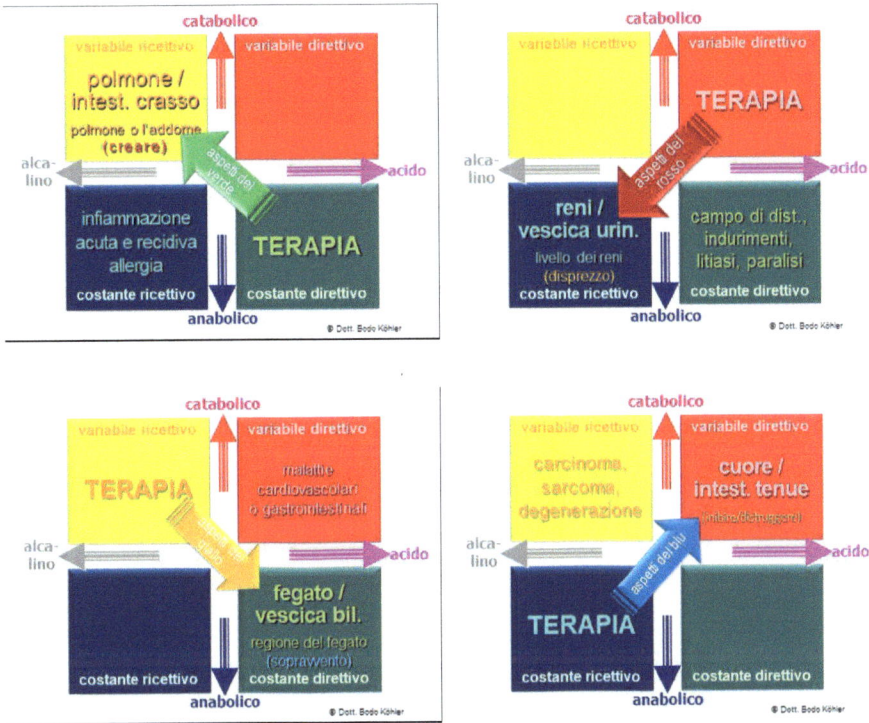

Fig.13: Il principio terapeutico dei 4 quadranti in base alle regole della MCT (5 fasi di trasformazione). Le apparecchiature bioelettroniche quali ZMR 703 e il modulo diagnostico MORA*nova* permettono di effettuare un trattamento con decorso pienamente automatico.

Le frecce indicano sempre il quadrante che disturba e mostrano come il polo „sano" viene utilizzato per riequilibrare la carenza.

Principio materno e paterno

Attuando una terapia conforme alla vita si dovrebbe tentare di "patrizzare" il ***principio materno*** disturbato e viceversa di "matrizzare" il ***principio paterno*** disturbato.

Nel "principio materno" sono inclusi tutti gli aspetti femminili, quindi ***apertura, calma, fiducia, visione d'insieme, accoglienza, cura,*** *intuizione* – ed anche l'emisfero cerebrale destro, il sensorio e il sistema ormonale.

Al "principio paterno" analogamente vengono attribuiti tutti gli aspetti maschili e quindi *concentrazione, pensiero logico* (emisfero sinistro), *stimolazione, attuazione* (direttivo) come pure il sistema nervoso centrale.

Equilibrio polare dinamico

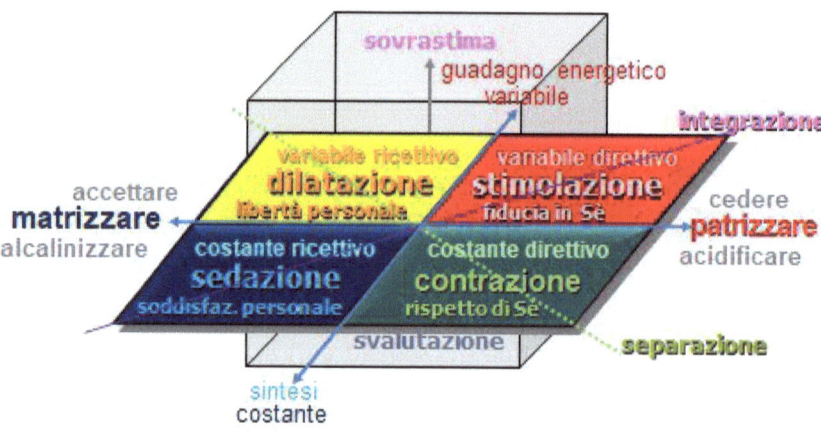

® Dott. Bodo Köhler

Fig.14: Il principio dell'equilibrio polare può essere ben compreso da questa rappresentazione. Indipendentemente dal livello che si considera ci deve essere sempre un bilanciamento degli assi di integrazione e separazione.

Entrambi i principi si prestano per ottenere un riequilibrio nella regolazione bipolare. Quando il principio direttivo maschile è troppo debole (nel rosso o verde) occorre patrizzare, quando il principio recettivo femminile è troppo debole (nel blu o giallo) occorre matrizzare.

Concretamente ciò significa (confr. fig. 9, pag. 27 e fig. 14 pag. 40):

> ➢ le infiammazioni acute e recidivanti devono essere patrizzate
> ➢ le sclerosi e le paralisi devono essere matrizzate
> ➢ altrettanto le malattie cardiocircolatorie e gastrointestinali
> ➢ le degenerazioni e le malattie maligne devono invece essere nuovamente patrizzate.

Poichè ogni trasformazione procede sempre dal versante spirituale, il lavoro di coscientizzazione dei pazienti sta in primissimo piano. Ciò significa che in caso d'**infiammazione/allergia** (blu) spesso stanno in primo piano bisogni spirituali repressi (- - 2). Perciò è importante la gestione attiva della vita. E questo significa innanzitutto **amor proprio.** Fare finalmente le cose che vanno bene per il proprio SE'!

Nei pazienti con **carichi da focolaio** o anche paralisi (verde) spesso c'è in primo piano un rifiuto dei processi di apprendimento (- - 3). Dovrebbero svolgere delle **attività** e fare pace col passato, per poter emergere dalla contrazione. Il motto è: sù a nuove imprese!

Nelle **malattie cardiocircolatorie o gastrointestinali** (rosso) manca il ritmo con le necessarie pause di riposo. Soffrono spesso di dissociazione dalla realtà, cui può seguire perdita del senso della vita (- - 4). Si tratta di ottenere un **ampliamento della coscienza,** in modo da poter ripristinare il contatto perduto con l'origine spirituale.

I pazienti con **degenerazioni e displasie** (giallo) dovrebbero ritrovare accesso a un senso di comunione (coerenza) e coscientizzare il collegamento di tutto con tutto. Si tratta spesso di perdita di fiducia e di legame (- -1); la **fiducia originaria** è andata perduta. Si tratta di trovare il polo di quiete nello stato basale quantico e di viverlo.

La coesione del corpo si genera attraverso l'asse di integrazione blu-rosso. Il compito di tutti i processi di regolazione consiste nel mantenere la *coerenza collettiva*, rispettivamente di ripristinarla dopo ogni confronto con tossine, microbi o stress psichico. Il presupposto consiste in un polo di quiete stabile (i reni) come base per un'elevata dinamica metabolica che dipende dalla tiroide.

Essendo tutti i processi di guarigione pilotati dal cervello e sorvegliati via sistema nervoso è prioritario che il trattamento sia rivolto in quella direzione. Non bisogna però dimenticare che si tratta prevalentemente di processi inconsci e che solo il 4% "atterra" nella consapevolezza del quotiodiano. Per questo motivo l'incontro empatico (vedi fig. 11 pag. 30) è così decisivo in quanto attraverso i neuroni specchio cristallizza nella mente dei pazienti l'inconscia informazione di guarigione. Nessun'altra terapia, per buona che sia, riesce a fare questo.
Anche col test di Lüscher si raggiunge l'inconscio, e perciò è tanto prezioso per la diagnostica della personalità.

La terapia di coerenza TCR è la conseguenza logica delle conoscenze scientifiche fondamentali finora note. Poichè la coerenza collettiva necessita di un polo di quiete per poter ritornare sempre dopo ogni carico allo stato di quiete quantistico ai reni spetta un ruolo speciale. Sull'asse dell'integrazione corrisponde al cuore. Entrambi sono preposti alla reintegrazione di ambiti scorporati (es. focolai infiammatori).

La preparazione avviene nel modo seguente: l'informazione del campo di disturbo viene inviata al sistema limbico tramite l'elettrodo nucale della cuffia (NEC 708). In tal modo attraverso la risonanza viene attivato il sentimento che è alla base della malattia. Tramite le onde theta prodotte dal cervello viene investita l'area frontale che reagisce con una emozione.

Questo impulso viene inviato ai reni, sede dell'informazione vitale. Essi si trovano sull'asse d'integrazione in continuo interscambio col cuore, cui viene trasmessa la informazione del campo di disturbo con il manipolo del MRT 503 dopo che questa informazione è passata attraverso la cella dell'armonia nel MRT. In tal modo informazioni del campo di disturbo caotiche si incontrano con informazioni di campo di disturbo già trasformate. L'aspetto trascendente del cuore è così in grado di trasformare l'informazione disturbante separativa in integrativa (amore) ripristinando la condizione sana di coerenza collettiva.

Il campo di disturbo stesso viene utiizzato come riferimento per il successo terapeutico. Se esistono diversi campi di disturbo, essi possono farsi vivi durante il trattamento e reagire insieme.

Il trattamento può avvenire una volta alla settimana senza misure terapeutiche aggiuntive. In casi acuti (es. dolori forti) anche più spesso.

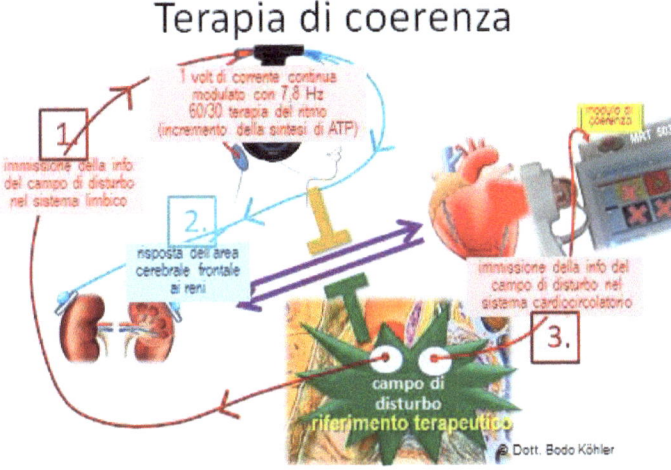

Fig.15: Poichè la realtà fondamentalmente viene attivata solo tramite le emozioni la trasformazione delle emozioni gravose immagazzinate (!) nel campo di disturbo costituisce una conditio sine qua non per il processo di guarigione.

Oltre al MRT 503 e alla cuffia NEC 708 occorrono dei cavetti speciali per poter eseguire il trattamento.

Il campo di disturbo stesso viene utilizzato (solo) come riferimento per il successo della terapia. Se sono presenti più campi di disturbo, questi possono manifestarsi durante il trattamento e reagire di conseguenza.

Il trattamento può essere effettuato una volta alla settimana senza ulteriori fasi terapeutiche. Nei casi acuti (ad es. forti dolori) anche più frequentemente.

Chi ha compreso il principio può anche eseguire il trattamento in modo meditativo, poiché si tratta della legge spirituale superiore dell'amore.

Terapia di compensazione con equalizzatore EQ 103

Questo nuovo strumento terapeutico EQ 103 facilita notevolmente il trattamento, poiché è piccolo e trasportabile. Comprende alcune caratteristiche extra, ad esempio la trasmissione wireless delle informazioni con luce pura, senza elettrosmog (!) e la memorizzazione analogica del segnale corporeo.

Terapia di riequilibrio

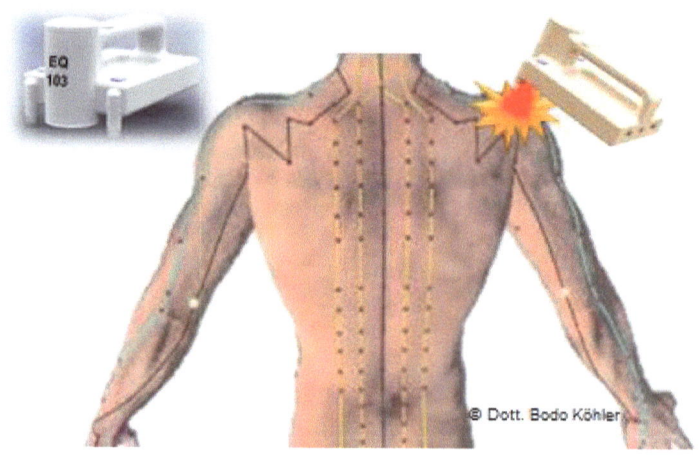

Fig. 16: Terapia di riequilibrio con Equalizer EQ 103

Poiché questa forma di terapia apre possibilità completamente nuove, verrà descritta qui in modo più dettagliato.

L'Equalizer 103 serve a compensare le lacune informative esistenti nell'elaborazione della luce da parte del nostro corpo, causate da stress cronico, fisico o psichico.

Il dispositivo presenta le seguenti *caratteristiche*:
➢ Luce bianca a spettro completo per l'assorbimento delle informaz.
➢ Luce rossa (λ 630 nm) che stimola le cellule, il nucleo e i mitocondri
➢ Luce infrarossa (λ 760 nm) per una rigenerazione profonda
➢ Rumore bianco (che contiene tutte le frequenze)
➢ Campo magnetico dinamico, modulato con segnali biologici
➢ Campo scalare, in particolare per il collegam. al campo quantistico
➢ Modulazione 7,83 Hz (Schumann; risonanza con l'ippocampo)
➢ Applicazione di corrente continua (compensaz. delle diff.di carica)
➢ Procedimento di sottrazione-neutralizzazione SNT
➢ Inversione opzionale del segnale di ingresso (disintossicazione)
➢ Bicchiere integrato (caricato con informazioni terapeutiche)
➢ Ingresso per segnali esterni (ad es. suoni, musica, inform. esterne)

I fotoni (luce) sono i vettori di informazione n. 1. Tutti i processi di controllo nell'organismo sono generati da fotoni reali e virtuali. La carenza o la perdita di queste particelle di luce significative può portare a disfunzioni, fino a gravi malattie croniche. La *carenza di luce significa anche carenza di sole*, perché il cibo da solo non è sufficiente per soddisfare il fabbisogno dell'organismo. A tal fine è necessario l'intero spettro solare, dai raggi UV agli infrarossi (cfr. fig. 2, pag. 11).

L'*Equalizer* 103 ha un ampio spettro di applicazioni, poiché ogni malattia, senza eccezioni, comporta una carenza di luce e quindi di informazioni. Si tratta sempre di una carenza causata da uno squilibrio che deve essere corretto.

L'applicazione può essere effettuata da seduti o da sdraiati e si articola in 6-9 livelli, che possono essere applicati tutti in sequenza o solo una selezione di essi, a seconda dello stato di malattia.

Varianti terapeutiche con Equalizer EQ 103
- ➢ Pulizia del canale di ricezione
- ➢ Equilibrio del meridiano della vescica
- ➢ Equilibrio del sistema dei chakra
- ➢ Equilibrio del sistema simpatico/parasimpatico
- ➢ Stimolazione del nervo vago
- ➢ Sincronizzazione dell'insula e dell'amigdala (fig. 17 pag. 47)
- ➢ Bilanciamento delle differ.laterali (tra l'altro terapia del dolore)
- ➢ Proiezione dei campi di disturbo (tra l'altro terapia del dolore)
- ➢ Terapia di coppia
- ➢ Risoluzione dello shock
- ➢ Eliminazione delle tossine, dissoluz. dei blocchi dei recettori

Partendo dal presupposto che tutti i tessuti devono essere costantemente rinnovati, è necessario un elevato fabbisogno di informazioni ed energia. Nelle malattie croniche si riscontra di solito una grave carenza di informazioni specifiche sui tessuti e, allo stesso tempo, una distribuzione non uniforme degli elettroni. Un numero eccessivo di elettroni favorisce le infiammazioni, mentre un numero insufficiente porta alla degenerazione.

Con l'Equalizer è possibile compensare facilmente questa carenza. A tal fine, l'area malata viene sovrapposta con informazioni sul campo dei tessuti sani provenienti dal lato opposto e intrecciata con un'osservazione concentrata. Ciò è reso possibile dalla memoria *analogica*.

Inizialmente, tuttavia, le informazioni vengono scansionate dal sintomo e irradiate su un'area sana (ad es. la mano o il piede) per 1 minuto. Questo stimolo può essere facilmente elaborato e trasformato in un'informazione curativa. Questa viene quindi memorizzata e utilizzata per irradiare il sintomo per 1-2 minuti. Già durante la prima fase dovrebbero manifestarsi lievi sensazioni, ad esempio formicolio, calore o freddo, che indicano una buona risposta allo stimolo. Dopo il secondo passo, i sintomi possono scomparire immediatamente o almeno migliorare. In caso contrario, non si dovrebbe in alcun modo forzare il successo. Non è raro che l'effetto si manifesti solo dopo alcune ore. Spesso meno è meglio!

Il benessere come stimolo curativo

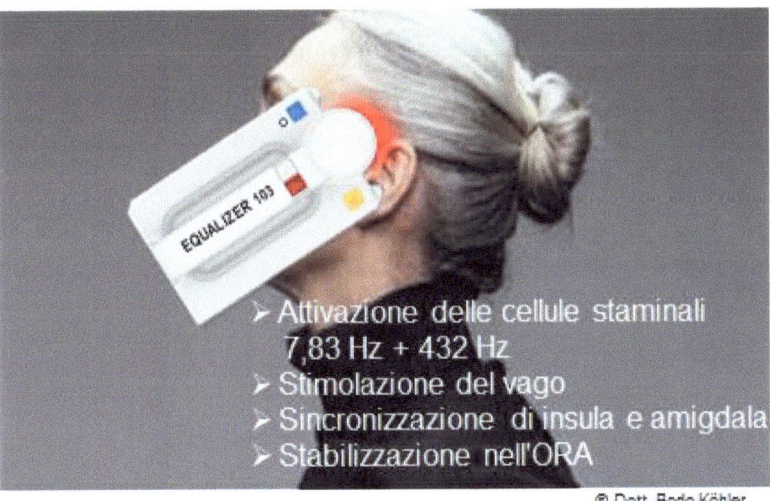

Fig. 17: Trattamento delle neuropatie

Una variante particolare è il trattamento delle neuropatie, dall'autismo, al disturbo borderline e alla CFS, dalla depressione all'Alzheimer. A tal fine è utile la sincronizzazione dell'insula e dell'amigdala. Con la frequenza di Schumann di 7,83 Hz, l'ippocampo nel sistema limbico viene stimolato e sincronizzato con il centro della paura, l'amigdala, attraverso l'irrorazione trasversale del cervello.

I seguenti punti chiave possono essere utili per la terapia MCV:
- ➤ Incontro empatico, risoluzione dello shock, Kines.psicico KP,
- ➤ Correzione metabolica con ZMR 703, MRT 503, MORA*nova*
- ➤ Terapia di coerenza TCR con MRT 503, EQ 103,
- ➤ Riequilibrio con ormoni bioidentici
- ➤ Alimentazione chetogenica
- ➤ Terapia ortomolecolare (B 6{pirossidal-5-fosfato} 60-100 nm/l
        B 9{metilfolato}10-**25** ng/ml)
        B12{metilcobalamina} 600-1500pg/ml
        K 2 (Glukosa-K2$^®$)
        CurSiMag$^®$ 2x al giorno
        Resveratrolo 100 mg al giorno
        Neptune Krill-Oil NKO™
        Zinco (si trova anche nella carne e
            nelle ostriche)

Queste proposte servono solo di stimolo. La scelta va fatta in base ai dati di laboratorio, rispettivamente ai test bioenergetici.

Stile di vita
- ➤ senso della vita, missione di vita
- ➤ alimentazione (più spesso dieta chetogenica, uno giorno di digiuno/settimana)
- ➤ attività fisica /palestra (fino a 40 min. al giorno)
- ➤ sonno (7-9 ore a 18° C temperatura amb. al buio completo)

Senso della vita, missione di vita

Chi attraversa la vita senza un orientamento non solo perde le occasioni migliori, ma non vive in modo corretto. Dovremmo intendere noi stessi come esseri guidati dallo spirito con un grande potenziale di possibilità che possiamo realizzare in modo creativo. E' nella natura umana che felicità e soddisfazione possono essere raggiunte solo attraverso il proprio impegno.

Nel caso di un malato, che non si è proposto uno scopo e non vede un senso nella vita, le cellule (intelligenti!) del suo sistema immunitario non hanno alcuna motivazione per darsi una mossa e concludere con successo un processo di guarigione!
Per questo motivo la visione personale del mondo da parte del medico e del paziente ha molto a che fare con una terapia efficace.

Dovrebbe esserci anche posto sufficiente per il punto di vista personale nei confronti dell'intero creato. Potremmo raggiungere qualcosa solo come controprestazione del nostro ambiente. Tutto il denaro che si guadagna è un tipo di controprestazione. Solo se ci impegniamo sufficientemente possiamo aspettarci successo e soddisfazione. Il denaro tranquillizza ma non rende felici. La felicità risulta dal servire, un dare incondizionato, per amore. Quindi anche l'indigente può essere felice, talvolta più del ricco.

La legge fondamentale sottostante del *dare e rendere* purtroppo viene disattesa troppo spesso o non è nemmeno conosciuta. Possiamo però ritenere che non esista un unico (!) paziente che la rispetti in modo stretto. Trattandosi sempre di riequilibrio di disarmonie gravose, in tutti gli ambiti, questo tema è parte di ogni terapia e va inserito nel colloquio con i pazienti.

Alimentazione

Le conoscenze fondamentali riguardanti l'alimentazione dovrebbero essere studiate scrupolosamente nei libri "Le basi della vita", e nel "Prontuario di MEDICINA RIUNITA conforme alla vita". Le conoscenze lì riportate si orientano sul metabolismo cellulare, sistema di riferimento generale e hanno quindi basi scientificamente solide, non sono risultati statistici quali si riscontrano nella DGE (società tedesca di nutrizione).

La seguente tabella è stata desunta dal libro "La rivoluzione Alzheimer" del dott. Dale Bredesen. E non c'è da meravigliarsi perchè coincide con le scoperte di Jürgen Schole; inoltre un sistema nervoso integro è irrinunciabile per ogni processo di guarigione. Ciò che ha dato buoni risultati in caso di Alzheimer o altre forme di demenza va bene per ogni cervello. Si è anche evidenziato il fatto che in tutte le malattie degenerative (fino al cancro!) entra in gioco un eccessivo consumo di carboidrati.

D. Bredesen era in contatto col dott. Steven R. Gundry, che ha pubblicato il libro "Verdura cattiva". Sono state inserite anche parti delle sue esposizioni, considerate in maniera critica. Malauguratamente pochissimi esperti conoscono i lavori fondamentali riguardanti il metabolismo cellulare. Perciò continuano a comparire errori nell'interpretazione degli effetti di determinate sostanze sul corpo umano.

E purtroppo viene trascurato anche il fatto che tutti i processi di regolazione decorrono in modo bipolare e che questi sistemi bipolari sono tra loro connessi. Perciò in questa sede e nel prontuario tale aspetto viene fortemente sottolineato.

Classificazione grossolana dei cibi e delle bevande

spesso (solo bio)	raramente	mai
amido resistente, es. barbabietole, crusca di riso egiziana, miglio funghi	verdure ricche di amido es. patate, zucca riso basmati frutta dolce, miele zucchero di fiori di cocco	zucchero e tutti i carboidrati semplici compreso pane, pasta, torte, biscotti, dolci, bibite dolcificate, limonata dolcificanti artificiali !
cavolfiore, cavoletti di Bruxelles, cavoli bianchi e cavoli rossi, cavolo capuccio, avocado verdure a foglia verde es. spinaci, insalate	piselli, fagioli, broccoli, amaranto, quinoa, chia solanacee: melanzana, peperone, pomodoro	cavolo rapa (a causa del fosfato) frumento convenzionale di ogni tipo, anche mais e soja non fermentati
agrumi aspri, limoni, mele verdi, rabarbaro, platani, cacao, cannella	pompelmo frutti non tropicali con indice glicemico basso, es. bacche, uva, prugne	frutta dolce es. melone, mango, papaya
sostanze amare es.carciofo radicchio, rucola, cicoria		
asparagi, sedano, finocchio		
pesce **selvatico**, salmone, sgombro, acciughe, aringa, sardine	pesce da acquacoltura	pesce carico di mercurio, es. tonno, pescecane, pesce spada
uova da allevamento biolog.	manzo biologico, selvaggina	da allevamenti intensivi
burro, panna dolce e acida, latticello, siero di latte, jogurt	latte di capra, latte di pecora e loro prodotti	latte di vacca, polvere di latte prodotti del latte convenzion.
zenzero, chili, curcuma, pepe, rosmarino		
erbe: menta, prezzemolo, garofani, cumino, timo		
prebiotici, es. porro		cibi pronti, patatine
verdure contenenti zolfo, es. cipolle, aglio		
bibite: infusi di erbe, tè nero tè verde, acqua oligominer.	caffè vino (in piccola quantità) rosso (inverno), bianco (estate)	bevande alcoliche
alghe conten. iodio, es. kelp	sale iodato, sale marino	sale chimico
noci, n.del Brasile, mandorle	nocciole	arachidi ! anacardo
olio di olive, di lino, di Chia, di perilla		olio di colza, di cardo, di girasole
Ghee olio di cocco	olio di palma	grassi riscaldati, fritti, grassi trans (emulsionanti)

Occorre tenere in considerazione gli effetti delle combinazioni di cibi. Ad esempio l'apporto contemporaneo di grasso riduce l'assunzione di zucchero nel sangue. Una torta di panna è quindi meno problematica di una focaccia.

I grassi saturi aumentano rapidamente la sensazione di sazietà per cui automaticamente l'apporto di cibo si riduce. I grassi saturi possono essere anche riscaldati senza problemi, laddove ciò non è vero per gli olii: può formarsi la tossina dell'Alzheimer: 4-idrossi-nenonal (HNE).

Occorre fare attenzione alle lectine, le cosiddette proteine-colla del frumento e della verdura. Queste sostanze difensive verso gli organismi nocivi possono danneggiare anche l'essere umano quando sono in eccesso. Ne fa parte il ben noto glutine insieme a molte altre sostanze. Lectine sono presenti nelle solanacee quali zucchini, pomodori, peperoni che inoltre contengono anche solanina (neurotossina). La cottura al vapore però rende innocue queste sostanze.

Le lectine si legano agli zuccheri e così possono attraversare la parete intestinale. Conviene quindi rinunciare agli zuccheri.

Un problema più importante può manifestarsi nei confronti della lecitina del grano (WGA), un'agglutinina della pula del grano. Assomiglia all'insulina e può provocare malattie autoimmuni e anche blocchi recettoriali che portano alla demenza! Il frumento perciò dovrebbe essere evitato del tutto o essere usato solo (raramente) come farina di estrazione.

Attenzione: Tramite manipolazioni genetiche le lectine vengono miratamente immesse nelle verdure!

Esistono però anche lectine buone e utili, ad es nell'aglio, melone amaro e altre sostanze amare oltre alle erbe selvatiche. Esse paralizzano i virus e possono distruggere le cellule cancerose.

Il corpo dispone però anche di meccanismi naturali per tenere lontane le lectine. Ne fa parte innanzitutto *l'acido gastrico*, che tuttavia nelle persone di gruppo sanguigno A può essere carente e inoltre si riduce in tutti i soggetti di età avanzata.
Lungo tutto il tratto digerente poi l'intera *strada del muco* fornisce il suo aiuto. Viene formata attivamente nell'intestino da determinati batteri (B. muciniphila Ackermansia, Faecali Prausnitzi); da qui l'importanza di una sana *flora intestinale*. Non solo per questo, anche perchè tutte le verdure devono essere prima scomposte da parte della nostra microflora, altrimenti non potremmo assumerne gli ingredienti. Così vengono distrutte anche molte lectine dannose.

La **glucosamina,** una combinazione di zuccheri e aminoacidi lega le lectine nell'intestino aumentandone la tollerabilità. Deve essere però apportata appositamente (es come Glukosa-K2$^®$), non essendo contenuta negli alimenti abituali. Ha numerose altre proprietà positive per cui vale la pena utilizzarla.

La soia dovrebbe venire ingerita solo in forma fermentata, poichè contiene fitati che impediscono l'assorbimento di molti importanti principi nutrizionali. E non solo. I fitati bloccano anche la tripsina e possono provocare molto stress pancreatico facilitando l'insorgenza del cancro.

Vanno poi rispettate la provenienza e la stagione; dovrebbero venire utilizzate solo frutta e verdura di stagione e della regione. Questo non vale per il latte ed i suoi prodotti, che preferibilmente dovrebbero provenire dall'europa meridionale e contengono la A2-beta-caseina meglio tollerata al posto della A1-beta-caseina più pesante. Quest'ultima può provocare anche reazioni autoimmunitare fino al diabete tipo 1 depositandosi sulle cellule beta del pancreas preposte alla produzione di insulina.

Nella scelta del cibo bisogna tenere conto non solo della specie e dell'aspetto ma della freschezza di una determinata specie. Il buon sapore ed il valore particolare per la salute è dato prevalentemente dal contenuto di *elettroni liberi.* Ciò può essere rilevato dal cosiddetto potenziale di ossidoriduzione, che viene valutato in alcuni (purtroppo pochi) laboratori.

Il contenuto di elettroni però si abbassa progressivamente in relazione al periodo che trascorre dopo la raccolta o le ore che la verdura sta esposta sui banchetti del mercato al sole. Verdure congelate, es. spinaci, sono quindi decisamente migliori, più saporite e più sane! Ciò dipende anche dalle proteine che si formano per effetto del surgelamento.

Gli elettroni svolgono un ruolo decisivo nel metabolismo cellulare. Ma con l'uso di elettrodomestici culinari gli elettroni vengono strappati dalla frutta e dalla verdura e ne azzerano la carica energetica. Non solo, ma la mancanza di elettroni trasforma il cibo sano (anche succhi) in radicali dannosi per la salute, cioè rapinatori di elettroni. Ciò vale anche per i tanto amati frullati.

Gli additivi dei cibi pronti dovrebbero essere sempre guardati con sospetto. Alcuni di essi sono dimostratamente dannosi alla salute. Ne fa parte il conservante BHT (butilidrossitololo), talora indicato come E 321. Ha un'azione di tipo estrogenico ed è contenuto in tutti i prodotti artificiali da forno (biscotti, crackers, barrette etc.).

Generalmente viene aggiunto anche dello sciroppo di mais a buon mercato come dolcificante creando un elevato potenziale di steatosi epatica!

C'è poi da fare attenzione ai grassi trans artificiali, che possono comparire come "emulsionanti" o con le definizioni E 471, 472 e 475.

Tutte le confezioni e bottiglie di plastica (anche PET) contengono plastificanti (ftalati) che bloccano l'ormone tiroideo T3 e quindi i mitocondri. Vengono considerati corresponsabili della insorgenza del cancro. Ma il blocco del recettore di T3 non è rilevabile con le analisi di laboratorio!

Un ulteriore problema è dato dall'eccesso di calcio negli alimenti, soprattutto in caso di concomitante consumo di fosfati. Ciò è il caso per i formaggi fusi. Secondo il prof. Makato Kuro-o farne uso è assimilabile ad un suicidio a rate. E situazioni analoghe si riscontrano per il fastfood. Un megastress viene prodotti dagli Hamburger con formaggio fuso e cocacola!

I fosfati si trovano in diversi cibi in scatole come antiossidanti (acidificante!) elencati come E 339-341 e anche E 450-452 ed inoltre negli esaltatori di sapidità, nel latte a lunga conservazione, latte in polvere, salumi, cavolo rapa (!) e soprattutto nel lievito in polvere – tranne in salsiccia biologica!

Quando si consuma pesce di mare, bisogna tenere presente che quasi tutti i pesci contengono mercurio, quelli di dimensioni maggiori comunque nettamete di più rispetto a quelli più piccoli, in relazione alla loro maggiore durata di vita. Di ciò occorre tenere conto quando si assume olio di pesce come integratore. Una buona alternativa è *l'olio di Krill NKO™,* di alta qualità che è sì caro ma comporta un maggiore vantaggio per la salute.

Occorre mettere in guardia da diete troppo rigide e unilaterali. Ne fa parte ad es. l'alimentazione vegana. Non è una modalità nutrizionale sana, come purtroppo si ritiene , ma è una alimentazione carenziale che può comportare notevoli danni per la salute, soprattutto se ragazzi in crescita, in quanto ne soffre lo sviluppo cerebrale.

Il primo passo irrinunciabile nel trattamento approfondito di malattie croniche è un cambiamento radicale delle abitudini alimentari. Almeno il 60%, e in caso di cancro addirittura l'80% della genesi morbosa è da attribuire ad una alimentazione sbagliata, non corrispondente al tipo. Nella maggior parte dei casi ne è responsabile un eccesso di carboidrati facilmente assimilabili; quindi si consiglia di iniziare con **la dieta di 6 settimane secondo J. Schole,** che deve essere seguita in modo rigoroso. Bisogna motivare bene i divoratori di pane e gli amici delle torte. Ma ne vale la pena!

I pazienti per 6 settimane dovrebbero evitare in modo rigoroso :
- ✖ patate di ogni tipo
- ✖ riso
- ✖ granturco
- ✖ frumento di ogni tipo anche chia, quinoa e simili
- ✖ verdure cotte con radici (es. carote!)
- ✖ zucchero, miele, frutta dolce

Controindicazioni:
Sarcoidosi, cirrosi epatica, reumatismi sieropositivi.

Già dopo una settimana compare un effetto di benessere non abituale, lucidità mentale e buon sonno. Spesso questi pazienti desiderano protrarre la dieta, la qual cosa è possibile, ma consigliabile solo in misura ridotta, cioè mangiando nettamente meno alimenti proibiti (cfr. tabella a pagina 50).
I carichi si realizzano solo se le sostanze sconsigliate vengono assunte *in quantità eccessiva o troppo spesso.*
Chi però adora le torte o altre bombe caloriche, le può mangiare! Deve però subito dopo fare una bella corsa per 30 minuti. Così non si verifica una iperglicemia e non c'è blocco dell'ormone della crescita STH da parte dell'insulina, ed è questo l'obiettivo dichiarato.

Alcuni pazienti trovano difficoltà nel procurarsi una buona prima colazione facendo la dieta di Schole. Questo è un motivo – accanto a molti altri – di ricorrere alla **dieta di Johanna Budwig**, la quale attraverso l'olio di lino apporta sufficienti grassi omega 3 e soprattutto (!) molti elettroni liberi! Ciò non è possibile con nessun altro tipo di cibo.

La ricetta è la seguente:
> ➢ 125 g di ricotta magra (bio)
> ➢ 3 – 5 cucchiai di olio di lino fresco (!) (dimens. del cucchiaio)
> ➢ 3 cucchiai di latte di capra o pecora
> ➢ 1 cucchiaino da tè di miele (non per diabetici o cancerosi)
> ➢ 2 cucchiai di semi di lino (es. Linomel, ma solo per donne)
> ➢ noci o mandorle

Questi ingredienti devono essere mescolati solo con un cucchiaio di legno. In nessun caso utilizzare un frullatore! Il prodotto va assunto subito dopo la preparazione.
Essendo molto importante la qualità dell'olio di lino, occorre scegliere un frantoio buono (generalmente viene inviato) e bisogna ordinare bottiglie piccole.
Questa mescolanza di ricotta ed olio di lino può venire preparata anche con cipolle ed erbe aromatiche. Sostituisce un pasto intero.

Movimento
La necessità di farlo è chiara alla maggior parte delle persone, ma poche lo attuano realmente. Ciò rappresenta un problema con il progressivo incremento generalizzato di sovrapeso-obesità. Il sovrapeso però è solo il sintomo in primo piano di un problema più grave. Dietro si nasconde sempre una steatosi epatica non alcolica (NAFLD),

che provoca più patologie: diabete, arteriosclerosi, infarto del miocardio, ictus…

Accanto alla riduzione dei carboidrati, ridotto apporto di cibo nel pasto serale e mantenimento di ritmi si è dimostrato utile praticare attività fisica vigorosa subito dopo il pasto camminando per almeno 20 minuti (camminata veloce, es. nordic walking). La quantità ottimale è di 40 minuti al giorno ma può essere ridotta in termini di tempo ricorrendo al potenziamento muscolare. Possono essere eseguite anche flessioni, piegamenti o esercizi isometrici. Non è necessario il sollevamento pesi.

Attenzione: quanto più elevato è il sovrapeso, tanto più occorre fare potenziamento muscolare in modo da risparmiare le articolazioni!

Inoltre occorre mettere in guardia dalle esagerazioni. Ogni sforzo richiede un corrispondente periodo di recupero. I cosiddetti 40 minuti al giorno rappresentano l'ottimale ma anche il massimo! Tutto ciò che va oltre richiede una riconvalescenza superiore alle 24 ore. Chi quindi desidera allenarsi di più necessita di almeno una giornata di riposo successiva.

Sonno

Ogni rigenerazione può avvenire solo nella quiete, e perciò c'è la notte. Accanto all'ormone della crescita, che è necessario, occorre la melatonina che può venire escreta in quantità sufficiente solo al buio completo e in assenza di elettrosmog. Cellulari o smartphones, computer, televisori e soprattutto Wi-Fi non devono esserci nella camera da letto! Gli effetti di queste microonde sulla nostra salute sono catastrofici e vengono ancora tenuti nascosti. Molto critica sarà la situazione con lo sviluppo dell'internet veloce su standard 5G. Ogni cittadino responsabile dovrebbe informarsi al riguardo.

Senza una sana architettura del sonno con un'alternanza di fasi REM e sonno profondo nessun processo di guarigione può svolgersi in modo ordinato. Non possiamo ripeterlo a sufficienza. Un buon sonno rafforza i reni, polo di quiete per la coerenza d'insieme, e presupposto per la alta dinamica del metabolismo cellulare.

Postfazione

Ogni guarigione si accompagna a una modificazione della coscienza altrimenti si tratta solo di una soppressione dei sintomi e la malattia non avrebbe avuto un senso; tutto ciò che accade nella nostra vita ha un senso più elevato.

Lo spirito si esprime nella realtà materiale, anche in un focolaio morboso. Questo denota una perdita di ordine per mancato allineamento con la divinità del creato.

La materia consiste di oltre un miliardo di quanti in interazione che vengono ordinati attraverso la informazione in campi e struttura. L'energia necessaria proviene dalla stessa fonte – la luce. I fotoni sono i portatori dell'informazione vitale (del sole) e vengono trasportati attraverso il corpo mediante gli elettroni. Perciò l'elettricità è l'energia base del corpo. Il metabolismo cellulare quindi funziona come ogni trasmissione di forza.

La vita può esistere solo se si mette continuamente in discussione. La costruzione va di pari passo all'eliminazione. Ciò assicura il costante rinnovamente, ma può generare problemi allorquando questo equilibrio è turbato, ad es. in caso di cancro.

Tra le componenti materiali si creano rapporti che generano tensioni elettriche polari; così avviene anche tra ambiente cellulare interno ed esterno. Per il mantenimento del gradiente deve essere messo a disposizione ATP. Solo con una buona funzionalità tiroidea viene raggiunta la necessaria temperatura corporea di 37°C. Già sotto i 36,5° si ha un passaggio alla glicolisi nel citoplasma.

E' quindi indispensabile calore interno ed esterno. A tale scopo sono utili le comunità che permettono incontri empatici. In passato ciò era fondamentale per la sopravvivenza. Ma ancora oggi ciò crea una coesione che si trasmette alle nostre cellule e ai nostri tessuti. Viene definito coerenza collettiva. Rende possibile l'elevata dinamica di tutti i processi vitali ma presuppone un polo di quiete stabile. Questa funzione è svolta dai nostri reni. Secondo la MTC vengono indeboliti dalle paure esistenziali che indeboliscono la fiducia originaria nella creazione.

Ma tutto è sottoposto a un senso più alto: acquisire esperienza utile a tutta la creazione attraverso il vissuto. Perciò la nostra esistenza è un servizio a una causa superiore. Comprenderlo richiede una coscienza più elevata.

Elenco delle figure 1

una malattia acuta questi valori restano elevati per un periodo prolungato, si passa alla cronicizzazione perché già in ottava giornata i recettori del cortisolo sul nucleo cellulare vengono smantellati.

7 La regolazione del metabolismo cellulare nella abituale rappresentazione bipolare. Da notare che l'asse integrativo controlla l'asse di separazione disposto in modo ortogonale e viceversa. Disturbi in uno di questi assi hanno la loro causa nell'altro asse. Di lato viene elencato il significato dei quadranti per l'organismo. In particolare svolge un ruolo importante la modalità di produzione di energia in base alla temperatura. La soglia inferiore per una funzione normale dei mitocondri è di 36,5°C. 20

8 Il cubo di Lüscher ed i 4 sentimenti di sè. Solo se tutti e 4 sono realizzati possiamo vivere in *armonia*. Armonia è il bilanciamento di tutte le contrapposizioni polari. 24

9 Tutte le malattie possono essere collocate nei 4 quadranti. In tal modo non solo è più facile riconoscerne la causa, ma se ne può dedurre anche una terapia altamente efficace. 27

10 Interazioni dei sistemi organici 27

11 Generazione dell'informazione di guarigione nell'area cerebrale frontale di pazienti attraverso neuroni specchio. 30

Bibliografia

Dr. med. Bodo Köhler

Das Lehrbuch für die
VEREINTE
lebenskonforme MEDIZIN

Il manuale della MEDICINA RIUNITA conforme alla vita pone nuovi accenti riguardo alla diagnosi e terapia di malati cronici. Ha tradotto in pratica i risultati delle ricerche di importanti scienziati ed indica quindi la strada per una riunione, già attesa da troppo tempo, della medicina scolastica con la medicina naturale. Questo passaggio conduce in un altra dimensione della medicina attraverso l'integrazione di metodi sinergici.

Ne deriva una nuova qualità che può introdurre il cambiamento di paradigma atteso da tempo. A ciò ha contribuito in modo essenziale la fisica quantistica aprendo nuove visioni.

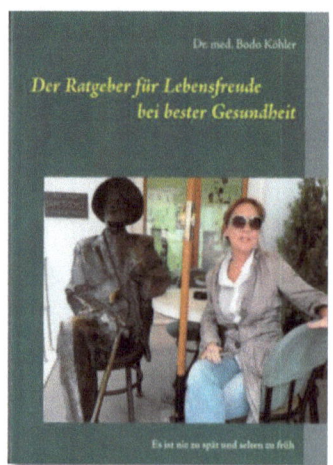

Dr. med. Bodo Köhler

Der Ratgeber für Lebensfreude bei bester Gesundheit

Es ist nie zu spät und selten zu früh

Il consigliere affronta temi quotidiani iniziando dall'alimentazione, passando per lo stile di vita, questioni filosofiche della vita e problemi medici, specie quelli derivati da errori comuni della medicina. E' desiderio dell'autore affrontare apertamente e chiarire questi problemi, ad es. le patologie da civilizzazione quali l'aterosclerosi, osteoporosi etc.

Questo libro riporta una vasta esperienza accumulata nell'arco di 45 anni di attività professionale come internista e medico naturopata. Spesso emerge una visione contraria a quella predominate nell'ambito considerato, ma può essere scientificamente spiegata.

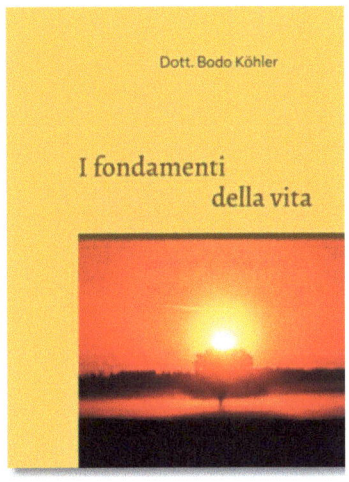

I fondamenti della vita – metabolismo & alimentazione; vademecum per una medicina conforme alla vita 4a edizione 2023

La natura compie enormi sforzi per mantenere la vita e sostenere i processi vitali. Quando ciononostante qualcosa va storto nell'organismo e compare la malattia non si tratta mai di un'inezia ma di disturbi fondamentali. Ciò è indicativo di collegamenti complessi, ed è assolutamente esatto.

Per la maggior parte questi collegamenti restano ancora inesplorati. Esistono comunque sempre die principi molto semplici che vanno riconosciuti. In questo libro tali principi vengono illustrati e da essi si possono poi spesso desumere linee guida incredibilmente semplici per la alimentazione ed il trattamento medico. E' decisivo il fatto che non vengono impiegati metodi distruttivi e/o repressivi, bensì metodi integrativi e di supporto. L'autore si spinge ben oltre la medicina naturale generale ed amplia l'orizzonte attraverso i risultati di ricerche scientifiche fondate che portano a conoscenze del tutto nuove e permettono una visione diversa e aperta dell'essere umano.

Informazione biofisica – Introduzione alla medicina quantistica; Manuale per la pratica ambulatoriale medica e naturalista 7a edizione 2018

Questo trattato basilare descrive i collegamenti fisici che stanno dietro al fenomeno della nostra realtà. La terapia d'informazione biofisicale TIB è in grado di avviare processi di guarigione perfino in malattie croniche avanzate.

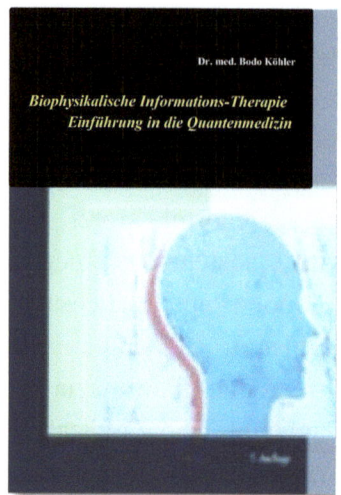

Per alcune indicazioni ad es allergie, intossicazioni e similari è insuperabile.

Il manuale espone in modo ampio e comprensibile le basi fisiche e biomediche della terapia d'informazione biofisicale con segnali interni ed esterni e il „know how" per l'impiego di questa forma di terapia che ha sempre più adepti nell'interesse dei pazienti.

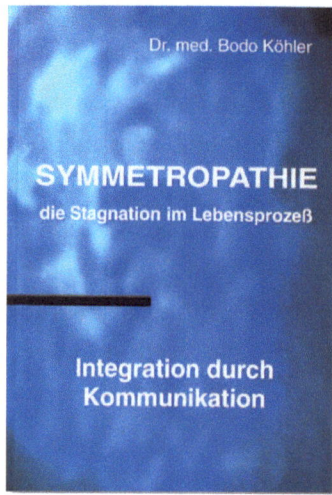

SIMMETROPATIA la stagnazione nel processo vitale; integrazione attraverso comunicazione

Dietro ai fenomeni quotidiani c'è un senso e un significato. Anche le malattie non accadono per caso. Si fondano, come tutta la sofferenza di questa terra, sullo squilibrio tra dare e rendere e questo per tutti gli ambiti dell'esistenza. Si crea carenza da una parte ed eccesso dall'altra e viene disturbato l'equilibrio dinamico.

Dietro ci stanno spesso valutazioni erronee e quindi emozioni negative con elevato potenziale conflittuale. Il libro fornisce indicazioni sul modo di trasformare e sanare i conflitti.

Ulteriori indicazioni bibliografiche possono essere desunte dai libri sopra presentati.

Appendice

Nel passaggio dalla teoria alla pratica occorre rispettare certi principi. Sebbene generalmente ci si ammala solo in un determinato ambito corporeo, vi sono però delle ripercussioni sull' *organismo intero*. Si perde la coesione che possiamo definire anche coerenza.

Viceversa si può affermare che: tutti i problemi particolari di un individuo si proiettano sul *punto più debole* e lì si manifestano come sintomo. Ci sono quindi sempre diverse cause quali la cattiva alimentazione, i microbi, i metalli pesanti, lo stress mentale – che nel loro insieme sopraffanno il sistema „umano". Non bisognerebbe quindi mai perdere di vista l'insieme in relazione ai reperti singoli.

4 aspetti della organizzazione corporea

I quattro ambiti più importanti riguardano (confr. fig. I):

> ➢ la capacità di trovare la pace interiore e una buona qualità del sonno
> ➢ il funzionamento della microflora, all'interno e all'esterno
> ➢ la funzione di sintesi e di disintossicazione del fegato
> ➢ produzione di energia a temperatura corporea normale

Senza energia non succede niente, ma senza una temperatura corporea sufficientemente elevata di almeno 36,5° C (temperatura interna) non c'è produzione di ATP nei mitocondri. Allora si svolge solo la glicolisi nel citoplasma, con cui viene prodotto solo 1/19 esimo di ATP.

Un presupposto essenziale per la salute (e ogni processo di guarigione!) è quindi una funzionalità tiroidea normale. Se però la tiroxina non può essere scissa in T3 nel fegato, oppure ci sono dei blocchi recettoriali (ad es. a causa delle agglutinine del frumento o elettrosmog), il corpo non va su di giri.

Il fegato sta in primissimo piano quando si tratta delle „solite" malattie da civilizzazione quali il diabete, l'arteriosclerosi o anche il cancro. La steatosi epatica non etilica (NAFLD) non è facilmente diagnosticabile e intralcia notevolmente il metabolismo epatico con gravi conseguenze per l'organismo intero. Solo una restrizione rigorosa di carboidrati tra cui anche il fruttosio (!) può eliminare il grasso dal fegato. Ciò include anche movimento adeguato (le persone grasse dovrebbero fare più potenziamento muscolare), possibilmente anche digiuni brevi, in modo da far scomparire la insulinoresistenza collegata.

Aspetti della salute

■ Presupposti per la sopravvivenza

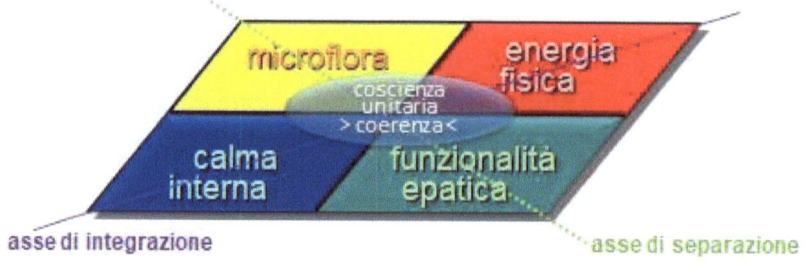

Fig.I: Tutti e 4 gli aspetti vanno insieme e non devono essere considerati isolatamente. Solo per situazioni con equilibrio ottimale si può raggiungere un'elevata coerenza, presupposto di salute.

Un importante effetto sul fegato è causato anche dalla flora intestinale che in condizioni naturali (pH acido!) e con una composizione corretta (fig.II) produce importanti metaboliti specie per il sistema immunitario. In ambiente basico si annidano batteri di putrefazione che producono ammoniaca nociva. Perciò si dovrebbe sempre provvedere a una quantità sufficiente di acidi nella alimentazione ed evitare assolutamente gli antiacidi. Quanto più anziano è un soggetto umano tanto più è da presumere che ci sia una carenza di acido gastrico con tutte le conseguenze negative del caso (mancanza di vitamina B12, anemia etc.).

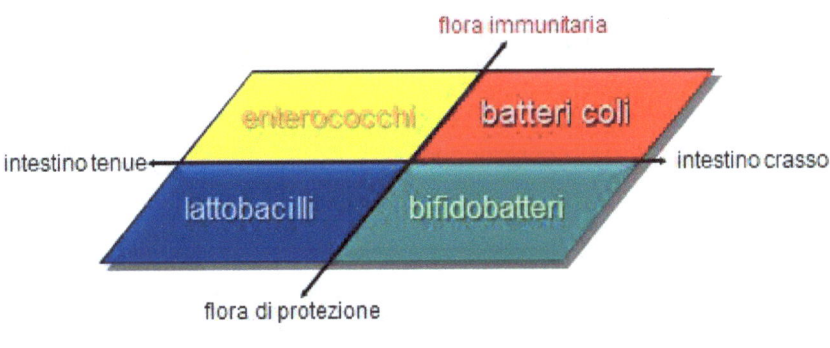

Fig.II: Questi quattro ceppi sono i più importanti. Dovrebbero essere presenti in quantità sufficiente e trovare il loro ambiente acido fisiologico nell'intestino.

I principali portatori di microbi sono in ordine decrescente: intestino, polmoni, cute e cervello! Per quest'ultimo si tratta soprattutto di virus che però attraverso il nervo vago interagiscono con l'intestino. Ciò significa che: quanto migliore è la composizione della flora batterica tanto minore è la virulenza dei virus che possono colpire il cervello! Ciò è particolarmente importante riguardo alle malattie neuro-degenerative quali il Parkinson, Alzheimer etc.

Il microbioma pone la base per la funzione del *sistema immunitario*. A causa delle condizioni ambientali, che cambiano sempre più velocemente, i carichi vanno continuamente aumentando ed è necessaria una maggiore combattività. Nel contempo occorre anche fare esercizio di tolleranza. Un tale equilibrismo richiede un allenamento intensivo di cui sono incaricati il timo e la nostra flora intestinale, che costituisce la prima stazione sul tragitto all'interno del corpo. Reazioni immunitarie sia deboli sia eccessive (allergia) denotano una composizione alterata della flora.

Si sono dimostrate utili le seguenti misure:
➢ Diagnostica delle feci in laboratori speciali (Bologna)
➢ Lavaggi intestin. (ogni 10 giorni, idrocolon, clisteri) KlinSiMag®!
➢ Increm.della toller. (batteri coli + enterococchi > Prosymbioflor®)
➢ Flora immunitaria > enterococchi e coli (Symbioflor® 1 + 2)
➢ Flora di protez. (bifidobatteri, lattobacilli) = flora di insediamento
➢ Rafforz. dell'ambiente (aceto, limone, ac.lattico = Gelum®)
➢ «foraggio» (inulina, acido glutammico, lievito di birra)
➢ Supporto epatico (Silimarina, Amara = CurSiMag®)
➢ Cave leaky gut! (colostro, Neptune Krill Oil™, KlinSiMag®)

L'aspetto davvero più importante è il quadrante blu della fig. I. Oggigiorno viviamo in una società frettolosa, dove la ricerca di crescita sempre maggiore ha rimosso la vera ragione dell'esistenza.

Siamo esseri spirituali e deriviamo tutta la nostra legittimità ad esistere dall'universo immateriale. I fisici quantistici a tale riguardo usano diverse definizioni quali campo punto zero, vacuo, spazio quantico etc. o semplicemente SPIRITO. Da „lì" ricaviamo le nostre informazioni vitali che ci vengono inviate tramite il sole in forma di fotoni codificati.

Da questa fonte derivano anche le informazioni che ci arricchiscono e che ci rendono felici. A tal fine è però necessario mettersi in contatto meditativo con la nostra origine. Ciò dovrebbe verificarsi del tutto automaticamente nottetempo; in caso contrario tutti gli atei sarebbero già morti da un pezzo. Possiamo anche stabilire un contatto in modo attivo, recandoci nello „stato basale quantomeccanico". Solo così è possibile la guarigione o il mantenimento della salute.

Il quadrante blu però è da intendersi in modo ancora più ampio. Indica la nostra capacità relazionale. Le relazioni dovrebbero servire per raggiungere insieme obiettivi che da soli non potremmo realizzare. Questo è il potenziale che dovremmo sfruttare. Nel contempo diventiamo più resilienti in quanto una buona relazione crea fiducia e permette di abbattere le paure. A quel punto possiamo vivere in pace, anche se il mondo intorno a noi va in frantumi.

Solo quando tutti e 4 gli aspetti della salute sono stati ottimalizzati può realizzarsi lo stato unitario che definiamo coerenza. Non si tratta però di un atto passivo ma di uno stato di coscienza che è stato raggiunto. Tutto può nuovamente comunicare in modo indisturbato con tutto, ogni informazione è raggiungibile ovunque; lo definiamo stato quantico. E non si tratta di altro che amore onnicomprensivo.

Utilizzo del sistema ordinativo categoriale

Il *sistema ordinativo categoriale* che collega tutti i sistemi funzionali può essere di grande utilità nella realtà quotidiana. Perciò qui vengono riportate alcune indicazioni per un corretto utilizzo.

Innanzitutto bisogna definire chiaramente il sistema da riportare in un ordine categoriale; deve trattarsi sempre di una unità funzionale coesa le cui componenti sono tra loro in interazione diretta. L'esempio di

una *famiglia* si presta bene per comprendere quanto sopra detto. E'
fuori dubbio stabilire chi ne faccia parte e chi no. Solitamente si tratta
delle seguenti 4 componenti: madre (blu), padre (rosso), figlio(i)
(verde) e nonni (giallo). Questi componenti comunicano tra loro ma
anche con altre famiglie e gli scambi avvengono sullo stesso livello
(intellettivo) a causa di contenuti esperenziali simili che possono
essere condivisi. Attraverso queste condivisioni si apre un facile
accesso.

Aspetti della salute

Sistema di classificazione categoriale

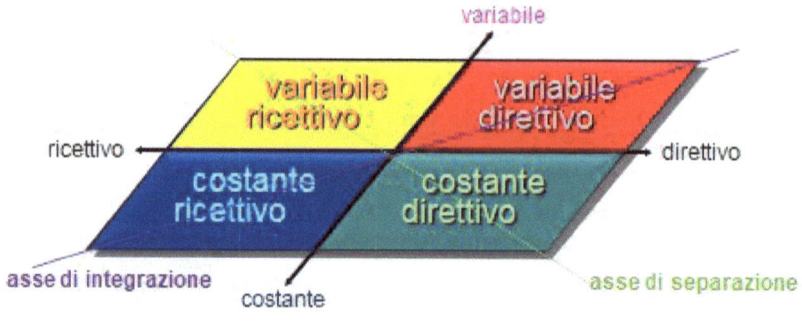

© Dott. Bodo Köhler

Fig.III: Il cubo di Lüscher è irrinunciabile per un lavoro scientificamente corretto. In questa figura per semplificazione è rappresentato
solo il livello mediano.

Questo principio può essere esteso ed applicato verso l'alto (comune,
stato) e verso il basso (cellule, strutture). Data la sua particolare
importanza prendiamo qui l'esempio del metabolismo cellulare.

Il metabolismo cellulare (secondo J. Schole) viene regolato da 4 componenti: l'STH, ormone della crescita, la tiroxina, ormone tiroideo, il cortisolo, importante ormone dello stress e antinfiammatorio ed i peptidi anabolici responsabili di infiammazioni prolungate .

Per una corretta attribuzione si dovrebbero prendere una dopo l'altra le seguenti decisioni:

1. La componente da valutare è *direttiva o recettiva* ? L'STH è sicuramente recettivo, perchè viene secreto dall'ipofisi su richiesta, ad esempio in occasione di ogni divisione cellulare, essendo addetto alla differenziazione e alla maturazione.
2. La componente è *variabile o constante* ? L'STH resta costante nel sangue se non viene bloccato dall'insulina o dallo stress cronico e fa parte quindi del quadrante blu.
3. Ed ora un quesito: L'STH è *integrativo o separativo*? Naturalmente è integrativo perchè aiuta il mantenimento dello stato delle cellule. E ancora: corrisponde alle caratteristiche dell'elemento acqua? Sì, ovviamente. Rinforza la coerenza.

Pertanto è corretta l'attribuzione al *quadrante blu*.

Applicando questo schema alle altre tre componenti risulta che la tiroxina riunisce in sè tutte le caratteristiche del quadrante rosso: variabile-direttiva, integrativa, e possiede le caratteristiche dell'elemento fuoco, il mantenimento della temperatura corporea.
Per il cortisolo (giallo) ed i peptidi anabolici (verde) l'attribuzione è solo un atto formale. L'esatto risultato complessivo può essere visionato nella fig. 6 a pagina 19.

Ciò permette un'ulteriore verifica dell'attribuzione. Sull'asse di integrazione ciò vale per STH e tiroxina e sull'asse di separazione per cortisolo (antinfiammatorio) e peptidi anabolici (proinfiammatorio).

Pertanto l'ordinamento categoriale del metabolismo cellulare regolato in modo quadripolare risulta efficace e questo principio può essere applicato anche ad altri sistemi.

Capacità di carico dell'organismo

Considerando la fig. IV possiamo rappresentare la capacità di carico dell'organismo, i suoi punti di forza e le sue debolezze, in modo del tutto individuale.

Qui si riflette lo stile di vita che va ad influenzare il sistema. Una alimentazione sana o malsana si ripercuote direttamente sul microbioma. Non va trascurato poi l'aspetto psichico: paura del futuro, paura dalla vita, mancata realizzazione – tutto questo riguarda il quadrante giallo.

Contemporaneamente il fegato che si trova contrapposto in modo polare al giallo può entrare in sofferenza. In altre parole: Nel giallo c'è una buona possibilità di rafforzare il fegato (o viceversa di indebolirlo). Così abbiamo compreso l'asse di separazione e ci siamo creati una visione d'insieme riguardo alla predisposizione (fatta in casa).

L'asse d'integrazione stabilisce ora quanto gli influssi esterni agiscano in modo positivo o negativo. Nel blu c'è la capacità relazionale e con ciò la possibilità di avere nuove informazioni o di fare progetti comuni. Qui si trovano anche le sensazioni positive e negative con cui controlliamo la realtà. In tal modo si generano emozioni che vengono attuate nel quadrante rosso.

Le paure esistenziali nel blu o la debolezza di volontà da mancante fiducia in sè (- - rosso) lo impediscono.

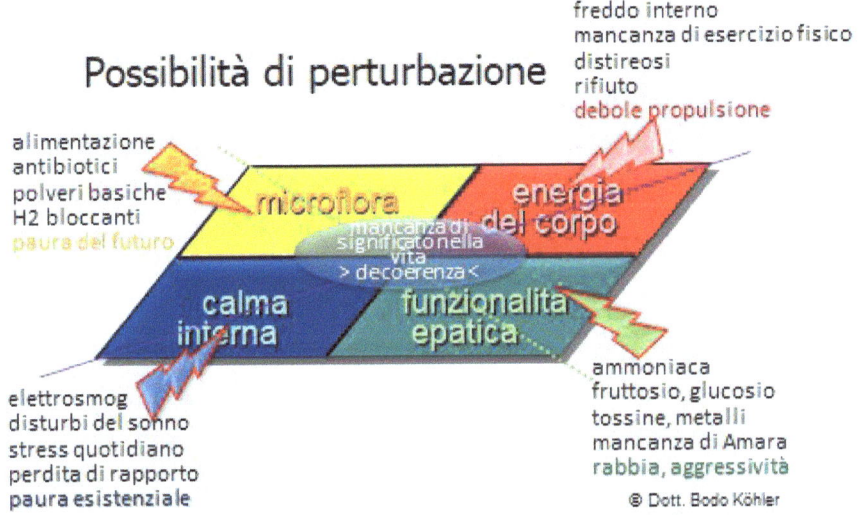

Fig.IV: Devono essere considerati tutti i tipi di interferenze. La salute può essere raggiunta eliminando in gran parte queste influenze, ma anche aumentando la resistenza. Tuttavia, nessuno dei 4 aspetti deve mancare.

Conseguenze

Fondamentalmente per il modo di pensare della MEDICINA RIUNITA vale quanto segue:

Meno è più! La capacità di regolazione è tutto!

Concretamente ciò significa che prima di utilizzare i farmaci occorre eliminare tutto ciò che può disturbare. La regolazione viene bloccata sempre da un eccesso, non importa a quale livello. Inoltre l'ambiente va messo sempre in primo piano.

Riguardo al giallo conta il rapporto col mondo e con i dintorni individuali. Ne fanno parte anche il contenuto intestinale e quello dei polmoni; si tratta sempre di mondo esterno. La necessaria rigenerazione continua delle superfici di contatto richiede condizioni stabilmente acide. A ciò bisogna quindi provvedere. Non riguarda solo le mucose ma anche la cute stessa.

Riguardo al verde la struttura e l'ordine svolgono il ruolo principale. Occorre eliminare le sostanze nocive dalla dieta; tra queste anche il fast food. E sempre più importante è il fatto di riconoscere e decongestionare una steatosi epatica, problema diffuso nella nostra epoca.

L'asse d'integrazione blu-rosso dovrebbe essere considerato come un tutt'uno riguardo alla sua capacità di regolazione, in quanto da esso dipende la funzione dell'asse di separazione. Ogni essere umano dovrebbe quindi generare il suo punto di quiete personale, a cui poter sempre ritornare in situazioni difficoltose, sia attraverso il training autogeno (TA), la meditazione o rivolgendosi a Dio. Solo nella quiete poggia la forza per tutte le azioni necessarie, anche la guarigione.

Affinchè nel rosso possa venir erogata l'energia necessaria i mitocondri devono essere funzionanti. Questo è possibile solo quando la temperatura interna è superiore a 36,5°. Deve esserci dunque una quantità sufficiente di tiroxina; occorre provvedere in tal senso. Allora diventa anche più facile attuare un programma personalizzato di attività fisica.

Quando questi quattro punti vengono applicati coerentemente si realizzano i presupposti necessari per la guarigione a livello somatico. Ma tutto questo non servirà a nulla se la vita non viene impostata secondo un certo significato, e realizzata con gioia e amore. Solo allora si può raggiungere la coerenza necessaria.

Elenco delle figure 2

Vi siete incuriositi? Volete saperne di più? Allora vuol dire che siete pronti per il Manuale della MEDICINA RIUNUTA conforme alla vita! Vi auguro il massimo successo!

XXX

Appunti

Appunti